観察による
運動・動作分析演習ノート

藤澤 宏幸・長崎 浩

動作・解答例
CD-ROM付

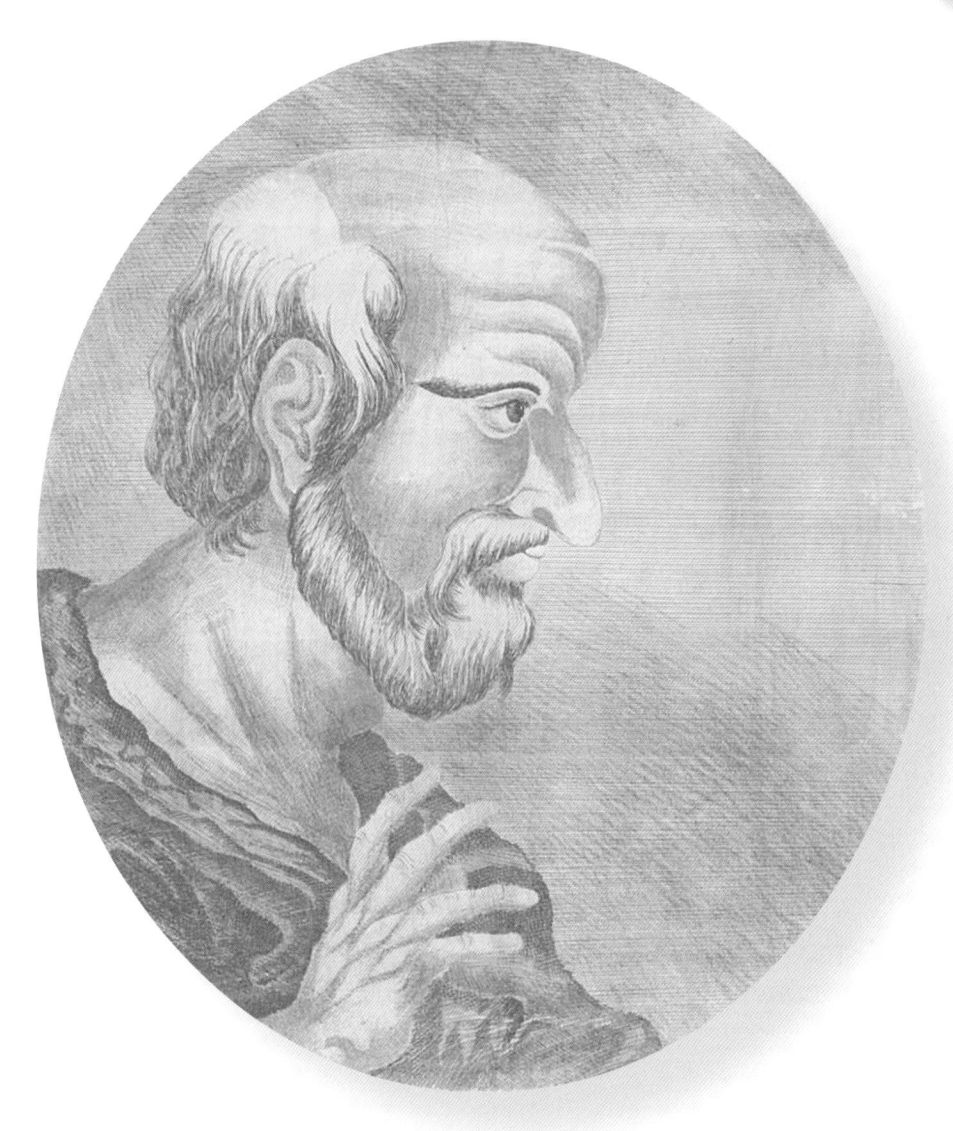

医歯薬出版株式会社

This book was originally published in Japanese
under the title of:

KANSATSU NI YORU UNDOU DOUSA BUNSEKI ENSHUU NÔTO
(Workbook of observational motion analysis)

FUJISAWA, Hiroyuki
    Professor, Tohoku Bunka Gakuen University
NAGASAKI, Hiroshi
    Emeritus Professor, Tohoku Bunka Gakuen University

© 2009 1st ed.

ISHIYAKU PUBLISHERS, INC.
    7-10, Honkomagome 1 chome, Bunkyo-ku,
    Tokyo 113-8612, Japan

序

　運動・動作分析は日々の臨床において重要な評価ツールになっている．観察に始まり，運動軌道から関節運動を，関節運動からその力源を，さらには中枢神経系の制御について推論する一連の過程が運動・動作分析といえる．われわれは正常範囲の関節運動パターンをよく理解しているので，それからの逸脱にはきわめて敏感である．そのことは，身体運動学を知っていようと知るまいと変わらないことである．しかし，運動軌道や関節運動の正常からの逸脱から原因を推論するとなると，身体運動学を基礎として学んでいなければ到底無理な話である．付け加えるならば，身体運動学を学んでいても，推論過程のトレーニングを積まなければ，決して意義ある運動・動作分析はできないであろう．

　運動・動作分析が，臨床，とくにリハビリテーション医療の分野において，トップダウンによる障害構造の評価には欠くことのできないツールであることはすでに説明した．ところが，「同じ対象者を観ても観察者が異なれば問題点も異なってでてくる」ということが半ば公然として認知されているのも事実である．似たようなことは，観察による歩行分析に関しての検者間の信頼性を検討した研究からも問題視されている．なかには，関節運動パターンの観察でさえも十分な信頼性は得られないと指摘しているものさえある．重要なツールとしての認識があるならば，少なくとも標準的な観察および推論方法を，運動・動作分析を学ぼうとしているものたちに提示すべきではなかろうか．

　これまで，運動・動作分析に関する教科書としては，トレーニングを十分に積んだ臨床家がそれぞれの解釈を説明したものが多い．初学者がどのように推論を進めてゆけばよいのか具体的な方法を示したものは少ない．その意味で，本書は重要な項目ごとに要点をまとめ，それに関連する演習により，初歩からトレーニングを進められるようにまとめたものである．いわば，自ら学ぶことに徹したともいえる．ただし，学習するにあたっての道標は随所に盛り込んだつもりである．各演習には，その演習課題の目的と要点を示し，トレーニングの到達目標を見失わないよう工夫した．また，**CD-ROM に動画および静止画を収録し，自学自習できるように**配慮した．初学者においては繰り返し動画を観察することで，臨床家としての眼を養えると考えるためである．

　一方で，**CD-ROM に収録している解答例の利用には注意を要する**．とくに，ヒトの運動における筋活動は多様であり，関節運動の安定化のために生じる同時収縮などは象徴的な事象である．正解例をだすことは困難であるが，まずは重力との関係で関節運動を実現するために必要最小限の活動を提示することを心がけた．

　本書の骨幹となっているのは，本学の運動・動作分析学で使用している演習ノートである．開学以来，どのように演習課題を進めると学生が理解しやすいのか，毎年のように検討を重ねてきた．その意味で，本学の卒業生，在校生に感謝の意を表したい．一方，身体運動学，運動制御に関する研究は日進月歩である．臨床家となってから，常に新しい知見を吸収し，研鑽を積む必要があるだろう．本書がその礎となることを願ってやまない．

2008 年師走
藤澤　宏幸

目　次

序　　藤澤宏幸／iii

第1章　運動と動作の見方　1

1　観察による運動・動作分析の目的　1
2　動作と運動　1
　　1) 動作とは／1　　2) 運動軌道／1　　3) 関節運動／2　　4) 順運動学と逆運動学／2
3　動作の運動パターン　2
　　1) 動作の柔軟性／2　　2) 日常基本動作の定型性／2
4　動作の記述　3
　　1) 空間座標系（直交座標）／3　　2) 身体座標系（極座標）／3　　3) 関節運動の定義／3　　4) 運動と姿勢／3　　5) 運動の分類／3　　6) 関節運動の記述／4

　演習1-1　動作と姿勢変化 ◎CD-ROM 参照　6
　演習1-2　線画の練習 ◎CD-ROM 参照　6

第2章　運動学から運動力学へ　7

1　筋張力と重力　7
　　1) 重力／7　　2) 体節の重心と合成／7　　3) 筋張力／7
2　力のモーメント　7
　　1) 力の回転作用／7　　2) 重力モーメント／8　　3) 筋モーメント／8　　4) 剛体の平衡条件／8
3　モーメントと関節運動　9
　　1) 関節運動の原因としてのモーメント／9　　2) 関節運動からの筋モーメントの推定／9
4　運動・動作分析と障害構造　10
　　1) 国際障害分類モデル／10　　2) 国際生活機能分類／10　　3) 障害の見方と運動・動作分析／12

　演習2-1　連続動作の単位動作への分解 ◎CD-ROM 参照　13

第3章　運動分析の手順　15

1　関節運動の運動学的記述　15
　　1) 運動課題と運動条件／15　　2) 運動過程の相区分／15　　3) 線画と関節角度の設定／15　　4) 角度変化／15　　5) 運動パターンの異常／15
2　筋モーメントの推定　16
　　1) 重力モーメント／16　　2) 筋モーメントと筋活動／16
3　例1：単関節運動の場合（図3-2）　16
　　1) 運動課題：1関節リーチ動作／16　　2) 運動条件／17　　3) 運動相／17　　4) 線画と関節角度の設定／17　　5) 関節角度の変化の模式図／17　　6) 重力モーメント／18　　7) 筋モーメントと筋活動／18　　8) 筋活動から関節運動へ／19
4　例2：多関節運動の場合（図3-3）　19
　　1) 運動課題：2関節リーチ動作／19　　2) 運動条件／19　　3) 運動相／19　　4) 線画と関節角度の設定／19　　5) 関節角度の変化の模式図／19　　6) 重力モーメント／19　　7) 筋モーメントと筋活動／20

演習 3-1	肘関節伸展屈曲運動の運動分析（端座位，肩関節150°屈曲位）◎CD-ROM 参照	21
演習 3-2	膝関節伸展屈曲運動の運動分析（端座位）◎CD-ROM 参照	22
演習 3-3	肩関節屈曲伸展運動の運動分析（背臥位）◎CD-ROM 参照	23
演習 3-4	下肢屈曲伸展運動の運動分析（背臥位）◎CD-ROM 参照	24
演習 3-5	前方へのリーチ動作の運動分析（端座位）◎CD-ROM 参照	25
演習 3-6	スクワット動作の運動分析（体幹直立位保持）◎CD-ROM 参照	26
演習 3-7	スクワット動作の運動分析（体幹前傾位）◎CD-ROM 参照	27
演習 3-8	椅子からの立ち上がり動作の分析（端座位⇒立位：ゆっくり）◎CD-ROM 参照	28
演習 3-9	立位から椅子への着座動作の分析（立位⇒端座位：ゆっくり）◎CD-ROM 参照	29

第4章　バランス制御と筋活動　31

1　運動・動作とバランス　31
2　姿勢の定義とバランスの分類　31
　1）姿勢の定義／31　2）姿勢の評価：構えとアライメント／31　3）バランスの分類／31
3　バランスの力学的理解　35
　1）力学における平衡／35　2）重心，支持基底面および圧中心／36
4　重心，圧中心の関係　36
5　重心，圧中心，支持基底面の関係　37
6　安定と不安定　38
7　姿勢保持に関する筋活動の推定　40

演習 4-1	立ち直り反応・平衡速動反応の観察	41
演習 4-2	姿勢における支持基底面の観察 ◎CD-ROM 参照	42
演習 4-3	姿勢保持に関する筋活動の推定（端座位，両足底接地）◎CD-ROM 参照	43
演習 4-4	姿勢保持に関する筋活動の推定（四つ這い位）◎CD-ROM 参照	44
演習 4-5	姿勢保持に関する筋活動の推定（膝立ち位）◎CD-ROM 参照	45
演習 4-6	姿勢保持に関する筋活動の推定（立位）◎CD-ROM 参照	46
演習 4-7	立位でのリーチ動作における重心位置の推定と支持基底面との関係 ◎CD-ROM 参照	47

第5章　起居動作の動作分析　49

1　臨床における起居動作の分析　49
2　起居動作における運動パターン　49
3　動作の捉え方　49
4　単位動作への分解と関節運動の観察　49
5　起居動作とバランス　51

演習 5-1	背臥位からの立ち上がり動作のパターン分析（表5-1 参照）◎CD-ROM 参照	52
演習 5-2	背臥位から腹臥位への寝返り動作の分析 ◎CD-ROM 参照	52
演習 5-3	背臥位から長座位への起き上がり動作の分析 ◎CD-ROM 参照	53
演習 5-4	長座位から膝立ち位への立ち上がり動作の分析 ◎CD-ROM 参照	54
演習 5-5	膝立ち位から立位への立ち上がり動作の分析 ◎CD-ROM 参照	55

第6章　歩行分析　57

1 臨床における歩行分析　57
2 健常者の歩行周期と相分類　57
　1）歩行周期と歩行指標／57　2）歩行の相区分／58
3 歩行における関節運動と筋活動　58
4 歩行分析の手順と観察のポイント　59
　1）立位姿勢の観察：構えとアライメント／59　2）重心軌道の観察：頭部，臍部を中心に／59　3）歩幅と関節運動の観察：歩容／61　4）遂行能力（パフォーマンス）：歩行率（時間因子）を加味して考える／61
　5）バランス／61　6）観察から分析へ：仮説形成／64　7）仮説の検証（機能への還元：機能障害を探る）／64
5 評価フォーム（付表3～7）　64

演習6-1	歩行観察（矢状面）◎CD-ROM 参照　66
演習6-2	歩行観察（前額面，水平面）◎CD-ROM 参照　67
演習6-3	正常歩行の比較観察　68
演習6-4	関節の運動制限による歩容の変化　68

文献　69

付表1　関節可動域表示ならびに測定法　71
付表2　新たな運動の定義（試案）　82
付表3　Rancho Los Amigos National Rehabilitation Center Observational Gait Analysis（2001）　85
付表4　Knowledge Base for Diagnostic Gait Assessment　86
付表5　Gait Abnormality Rating Scale（GARS）　87
付表6　Wisconsin Gait Scale（WGS）　90
付表7　The Rivermead Visual Gait Assessment（RVGA）form　92

演習シート　95

コラム1	運動学方程式　4
コラム2	人体におけるてこ　9
コラム3	運動方程式　10
コラム4	バランス制御に関する理論　33
コラム5	反射・反応と運動戦略の力学的理解　39
コラム6	特徴ある歩行（歩容）と異常歩行に関する固有名称　63

わが足は　かくこそ立てれ　重力の　あらむかぎりを　私しつつ

　　　　　　　　　　　　　　　　　　　　　　　　　森　鷗外

第1章　運動と動作の見方

1　観察による運動・動作分析の目的

　人間の日常動作にはその名称にふさわしい特有のパターンがある．このパターンの乱れないし逸脱に人はきわめて敏感である．たとえば，「あの人の歩き方はどこかおかしい」と，すぐに気がつく．理学療法士・作業療法士の臨床経験の出発点もここにある．対象者の動作をよく観察して，「どこかおかしい」と気づくことから対応（評価と治療）が始まる．なぜ，運動パターンが正常範囲から逸脱しているのだろうか．専門職ならその原因を探して，動作をより単純な基本（単位）動作に分けて調べ，さらに単位動作を構成する関節運動にまで分析を深めていくだろう．関節と筋のどこに異常が認められるのか特定したい．たとえば関節可動域（range of motion：ROM）や筋力に異常が見られたとすれば，今度は探索の方向を逆にして考察する．すなわち，これらの異常が運動パターンの異常を，さらに動作による課題遂行の困難をもたらしていないかどうかを追跡する．動作と運動についてのこのような分析と総合的な見方を運動・動作分析という．臨床場面で運動・動作分析を迅速・的確に行うには，正常範囲の運動と動作について機能解剖学や力学の知識が必要なだけでなく，その場で観察に基づいて推理を働かせる論理的な判断力がなければならない．とはいえ，人間の動作は多彩であり複雑である．漫然と動作を眺めるだけではその先に進めない．日常動作を構成する個々の基本（単位）動作を取り上げて，あらかじめ設定した場面と条件のもとでこの動作を観察して推理する．繰り返しこの練習をするのが，運動・動作分析の授業の目的である．

2　動作と運動

1）動作とは

　運動・動作分析という場合，動作と運動は以下のように区別され，かつお互いに関連している．動作は，与えられた環境のもとで課題や目的を遂行する運動行動である．人間の動作には課題実現という「意味」がある．一連の動作を，複数の動作の時間的空間的な連鎖とみるとき，前者を複合動作とよぶ．複合動作を分解して，それ以上分解すれば動作の意味を失う単一の動作に還元するとき，これを単位動作という．日常生活で用いられる頻度が高く，基本的日常生活活動を支える動作を基本動作とよぶ．基本動作はさらに単位動作に分解できる場合がある．いわゆる動作分析とは，複合動作を基本（単位）動作の時空連鎖に分解して理解することである．

2）運動軌道

　基本動作は，あらかじめ場面と条件を設定したうえで定義し，これを観察する．このとき基本動作の課題は，身体の運動端（手先）あるいは重心の移動（時間的変化）の仕方によって表現できる．これを運動軌道という．たとえば，リーチ動作は手先を目標位置へ移動させることであり，椅子からの立ち上がり動作は，体重心を別の（より狭い）支持基底面へ移動させることである．動作の課題を日常の言葉で記述するとともに，運動軌道の形に注意する．動作を観察する際の場面と運動条件の設定を運動軌道に基づいて行う．たとえば，歩行動作を漫然と観察するのでなく，水平の床上を，直線で，等速度でゆっくり，10m歩く動作を観察する．この観察場面の設定は体重心の運動軌道の条件

として記述できる．

3）関節運動

身体運動の場合，動作の課題遂行（あるいは運動軌道）はほとんどもっぱら関節運動によって実現される．動作の関節運動は複数の関節の組合せからなることが多い（多関節運動）．これを，動作（motion）は関節運動（movement）の組合せから構成されるという．たとえば，肩関節屈曲と肘関節伸展によって矢状面内のリーチ動作が行われる．ただし，関節運動そのものは動作ではないし，関節運動の組合せがいつも動作を構成するとは限らない．たとえば，リーチ動作を構成する肩関節屈曲運動そのものは，課題実現という意味を欠いており動作ではない．また，肩と肘関節の運動を勝手に組み合わせて運動を作ることができるが，必ずしもこれが動作となるとは限らない．意味のない，あるいは奇を衒った仕草であるかもしれない．

関節運動が回転運動であるのに対して，関節運動の組合せを通じて実現される運動軌道を並進運動ということがある．

4）順運動学と逆運動学

関節運動の特定の組合せを考え，これがどのような動作を実現するかを調べることを順運動学という．逆に，1つの動作を想定して，これを実現する関節運動の組合せを調べることを逆運動学という．運動・動作分析は，まず運動学的分析（kinematics）のレベルで，順逆の運動学を往還しながら動作と運動を観察する（コラム1（p.4）参照）．

3 動作の運動パターン

1）動作の柔軟性

1つの動作（つまり同一の運動課題）は，運動端あるいは重心の無数の運動軌道によって実現することができる．同一の運動軌道もさまざまな関節運動を使って実現することができる．さらに，異なる運動軌道は異なる関節運動の組合せを伴うであろう．たとえば，同一の目標に向けて手先は直線的にリーチできるし，曲線的な迂回路をとることもできる．両者では関節運動の組合せがそれぞれで異なっている．同じ直線的リーチでもこれを実現する複数の関節運動の構成がありうる．手の代わりに足先や，口にくわえた鉛筆をリーチすることもできる．このように，1つの動作を実現するには無数の運動軌道あるいは関節運動，そして両者の組合せが可能であり，それぞれの仕方を動作の運動パターンという．あらゆる動作は運動パターンを伴う．環境や条件の変動に応じて，人間は特定の動作（運動課題）を多彩な運動パターンによって実現することができる．これを動作の柔軟性（flexibility）あるいは運動等価性（motor equivalence あるいは equifinality）という．動作の柔軟性が人間行動に高度な課題解決能力を与えている．

2）日常基本動作の定型性

日常の基本動作では，可能なあらゆる運動パターンがでたらめな頻度で使われてはいない．通常の日常的な環境と運動条件のもとでは，同一の運動課題は，特定の運動パターンを無意識に選択して遂行されている．途中に妨害物がないかぎり，健常成人は直線的なリーチ動作をする．肩関節と肘関節も特定の組合せで運動する．別の運動パターンは，運動としてはできるとしても動作としてはしていない（「できる」運動，「している」動作）．日常動作ではその運動パターンが特定のタイプに束縛されている（「運動の自由，動作の不自由」）．この特定の運動パターンのことをとくに動作の運動協調性（movement coordination）という．日常動作の運動パターンに運動協調性がみられることを，動作に定型がある（stereotype）という．

運動・動作分析は日常の基本動作を特定の場面と条件のもとで観察して，この動作の運動協調性を記述することから始める．

4 動作の記述

1) 空間座標系（直交座標）

動作の運動軌道，あるいは関節や重心などの位置の時間変化を記述する座標系である（**図1-1**）．通常，身体の外部に原点0を定めて，3つの直交軸（x軸，y軸，z軸）を定義する．これによれば任意の点Pの位置はその座標P（x, y, z）で表すことができる．運動，すなわちPの位置の時間的変化は，各座標の時間的変化（x（t），y（t），z（t））として表現する．たとえば，平面（x, y）内でのリーチ動作ではz＝0，さらに手先が直線軌道を取る場合は軌道はxとyの一次式で表せる．

2) 身体座標系（極座標）

直交座標系の点Pは原点0からの距離，および線分OPが座標軸となす角度 θ_1 と θ_2 を定めれば一意に決まる．座標系（r, θ_1, θ_2）を極座標系という（**図1-1**）．身体運動では1つの関節中心を原点0として，身体上の任意の点Pを直交座標軸に対する角度で指定する．関節中心からの体節の角度が関節角度である．これを物理的角度という．隣接する2つの体節の相対的角度が，日本リハビリテーション医学会および日本整形外科学会の関節可動域測定法（ROM-T）が定義する関節角度である．ここでは（物理的角度ではなく）ROM-Tに従って関節角を定義する．

3) 関節運動の定義

関節運動を，関節の回転方向に応じて屈曲運動，伸展運動などとよぶ．この場合の名称は前記ROM-Tによる関節運動の定義に従う（付表1）．ただし，体幹の運動開始肢位が，屈曲，伸展，側屈，回旋位にある場合，上肢，下肢，体幹の関節運動を同じ基本面で表現できないため，本書では暫定的に付表2のように基本面を規定して関節運動を定義する．

4) 運動と姿勢

身体運動を姿勢（posture）の時間的変化とみるとき，体位と構えの変化として記載できる．体位（position）は身体軸と重力の関係で，座位，背臥位などという．構え（attitude）は身体各部の相対的位置関係であり，たとえば股関節屈曲位という．本書では体位と構えは姿勢保持の分析に限定して使い，一般に身体各部の位置を肢位（position）とよぶ．たとえば，運動の開始肢位は肘関節90°屈曲位などという．なお，運動中のある瞬間における肢位（ROM測定の意味での屈曲位など）を関節運動の方向と混同しないこと．たとえば，歩行中のある時点で股関節が屈曲位にあるとしても，このとき股関節は屈曲運動をしていることも伸展運動をしていることもある．

5) 運動の分類

身体運動は大別して次のように分類できる．単一（離散的）運動と連続運動，および反復運動の区別である．単一運動は開始から終了にいたる静止相を含まない運動である．それぞれに開始肢位と終了肢位が定義される．この間を連続した運動軌道と関節運動が継続する．連続運動は複数の単一運動

A. 直交座標　　　　　　　　　B. 極座標

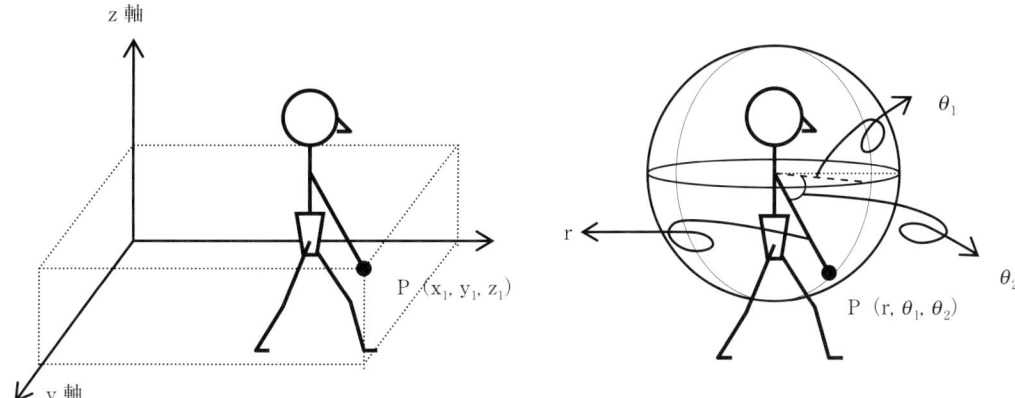

図1-1　座標系

の連鎖からなる．たとえば，肘関節を屈曲して一時静止し，次いで伸展してもとの開始肢位に戻る．連続運動は単一運動に分解して理解できるとは限らない．たとえば，手を伸ばして物をつかむ動作はリーチとグラスプ運動からなる1つの連続運動である．反復運動は単一運動を連続的に繰り返すことであり，歩行の関節運動がその例になる．反復運動は運動の複合とは異なり，反復して初めて動作としての意味をもつような運動である．

6) 関節運動の記述

関節運動を記述することは，これに基づいて関節に働く筋活動を推理する根拠になるため，運動・動作分析ではことに重要である．まず，3つの基本面すなわち矢状面，前額面，水平面を設定して運動の開始肢位と終了肢位を定義する．次いで観察により，この間の関節運動の方向（屈曲運動，伸展運動など）を動作に関与する関節ごとに特定する．基本面と関節中心を基準にして関節ごとに関節角度を定義して，その変化を追跡する．そのうえで，複数の関節運動の組合せ，それぞれの関節の運動開始と終了のタイミングを記述する．これが関節運動のパターンであるが，初めのパターンが別のパターンにシフトするタイミングを基準に，関節運動を運動の相に区分して理解する．

コラム1　運動学方程式

骨格系を剛体連結モデルで単純化して，1つの動作の運動軌道と関節運動（角度）との関係を書き表した数式を運動学方程式とよぶ．例として矢状面での2関節リーチ動作（図1-2）をとれば，手先の運動軌道（X，Y）と肩関節屈曲角 θ_1 と肘関節屈曲角 θ_2 の関係は，次の運動学方程式で表される．

$$x = L_1\sin(\theta_1) + L_2\sin(\theta_1 + \theta_2)$$
$$y = L_1\cos(\theta_1) + L_2\cos(\theta_1 + \theta_2)$$

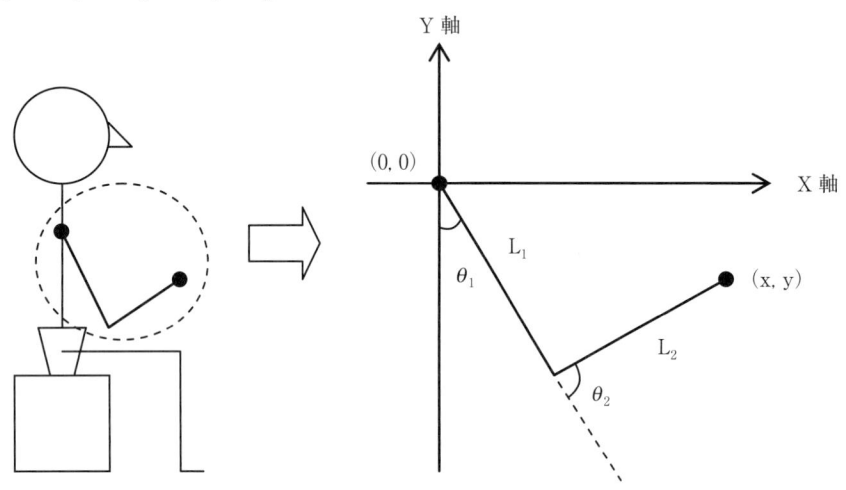

図1-2　関節リーチ動作

ここで L_1，L_2 は，それぞれ肩・肘関節距離（上腕長），肘関節・手先距離（前腕長）とする．いま，同一の開始肢位から同一の目標にリーチする課題を考える．手先の軌道（x，y）は無数の形が可能である．これが課題実現のための運動の柔軟性である．日常動作では途中に妨害物がないかぎり手先は直線軌道をとることが多い．この場合はxとyの間に一次式の関係が成り立ち，一方が決まれば他方はこの関係に基づいて一意に決まる．直線関係が運動軌道レベルでの動作の定型性であり，運動協調性を表現する．運動を記述するのに必要な独立な運動学的変数の数を運動の自由度という．一般に平面軌道は自由度が2であるが，直線軌道のようにxとyが独立でなくなれば，自由度が1に減少する．この際，xとyの関係式を運動の拘束（束縛）条件という．日常の基本動作では軌道が拘束されて運動自由度が減少し，運動の定型性ないし協調性が成り立つ．

運動軌道（x，y）に定型性があるとすれば，この特定の軌道を実現する関節運動の組合せ（θ_1，θ_2）は，上記の運動学方程式を解くことによって求められる．ここで取り上げているリーチ動作で軌道が直線であれば，直線軌道を実現する関節運動の組合せは1組に限定される．これが関節運動レベルの運動協調性を表現する．ただし，この運動学方程式は非線形なので，特定の軌道を実現する関節運動はもともと2組ある．人体の解剖学的制約のためにこのうち1組だけが実現可能である．一般に，3関節以上が関与する平面運動になると，運動学方程式は関節角度に関して無数の解をもつ．すなわち，特定の軌道を実現する関節運動の組合せは無数に可能である．この無数の組合せのうちで，日常動作では1組の組合せが実現しているとき，これを関節運動の協調性という．日常動作の定型

性とは，特定の運動軌道が特定の関節運動によって形成されるような運動パターンを指す．
　関節運動を与えて，運動学方程式に従って運動軌道を求めることが順運動学であり，特定の運動軌道を実現する関節運動の組合せを求めることが逆運動学である．順運動学は一意に決まるが，逆運動学は解が不定になる．日常動作では関節運動に協調性があるため（関節角度間に特定の拘束条件が成り立つため），逆運動学の非決定性（これを不良設定問題という）が事実上解決されている．

演習 1-1　動作と姿勢変化

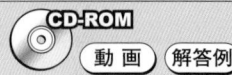

1　課題
次の動作を実際に観察し，開始姿勢と終了姿勢を記載しなさい．
1) 寝返り動作（ベッドに仰向けに寝た状態からうつ伏せになる）
2) うつ伏せに寝た状態から両肘をついて頭を上げる動作
3) 仰向けに寝た状態からの起き上がり動作
4) 椅子からの立ち上がり動作
5) 立った状態での前方へのステップ動作
6) 立った状態から階段へ一歩足をかける動作

2　手順
1) 動作を実際に観察する
2) 図 4-1（p.32）を参考にして，開始姿勢と終了姿勢を確認し，記載する．

【観察のポイント】
初めての動作観察である．運動が姿勢の変化として表現できることを確認する．

演習 1-2　線画の練習

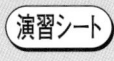 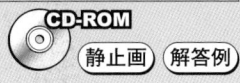

1　課題
次の姿勢を矢状面から観察し，線画を描きなさい（頭部，骨盤は線画にしないで輪郭で描くこと．上肢は描かない）．
1) 背臥位
2) 長座位
3) 膝立ち位
4) 片膝立ち位（右前方）
5) 端座位
6) 立位

2　手順
1) 観察する対象者に課題の姿勢をとってもらい，矢状面から観察する．
2) 姿勢を観察したのち，上段に細部にこだわらず，各体節の輪郭を◯で描く．
3) 上段の輪郭の接点を関節として，接点と接点を結ぶように下段に線画を描く．

【観察のポイント】
運動動作分析では線画を多用する．立体像を基本面に投影し，平面に描くことを練習する．細部にこだわらず，大胆に輪郭を描き，それをもとに線画を作成する．

第2章　運動学から運動力学へ

1　筋張力と重力

1）重　力

　身体運動を作りだす主要な力源は筋張力と重力である．運動の剛体リンクモデルでは，重力は体節の重心に作用する鉛直下向きの力である．複数の体節の重心の合力を推定して四肢に働く重力とし，またこれらすべてを合成すれば体重心が求まる．2つの体節の合成重力はそれぞれの体節に働く重力ベクトルの中間部に働く．たとえば，前腕と上腕の質量をそれぞれ m_1 と m_2 とすれば，それぞれの重力の合力は両ベクトル間の距離を $m_2:m_1$ に内分した点に働く．重力の大きさの単位は kg 重（kgw）あるいはニュートン（N）である．

2）体節の重心と合成

　観察による場合は，重心の合成は細部にはこだわらない．たとえば，端座位にて肘関節を屈曲した状態で上肢を挙上したとする．このとき，肩関節にかかる重力は上肢全体の重力である．上腕と前腕・手部の質量比は表に示すように1：1である．そこで，合成重心は，上腕と前腕・手部の重心を線で結んで1：1に内分する点（この場合は中間点）となる．なお，各体節の重心は中央にとる（**図2-1A**）．重心は必ずしも身体内部にあるとは限らず，身体の外に出ることもある．別の例を説明する．長座位における体重心は，頭部・上肢・体幹（head, arm and trunk：HAT）と下肢の重心合成による．下肢の重心は，大腿と下腿・足部の合成で求める．この場合，大腿と下腿・足部の質量比は2：1であり，1：2に内分する点が合成重心の位置となる（**図2-1B**）．さらに，HATと下肢に関して質量比（7：3）を参考にして，各体節の重心を結んだ線分において3：7に内分する位置を体重心とする（**図2-1C**）．

3）筋張力

　筋張力は筋の停止部を作用点とし，走行方向を作用線としたベクトルで表す．筋の活動張力は筋を短縮する方向にしか働かないから，この方向が張力ベクトルの方向である．運動中に筋長が短縮しようが伸張しようが，張力ベクトルは常に短縮方向であることに注意する．1つの体節に複数の筋張力が働くときは，その合力で筋張力を代表させる．筋張力の単位は重力と同じく力の単位である．

2　力のモーメント

1）力の回転作用

　重力および筋張力は関節に回転力として働き，関節運動の原因になる．回転力の大きさは重力あるいは筋力の大きさだけからは決まらず，関節中心と力ベクトルとの距離に関係する．力のベクトルにその作用線と回転中心との距離をかけて回転力とし，これを力のモーメントという．モーメントはトルクともいう．単位は kgw·m あるいは N·m である．簡単な例でモーメントと関節運動の関係を理解しよう．**図2-2A**は，上腕下垂位固定，肘関節90°屈曲位に前腕を保持した肢位を簡略化して示す．関与する筋は上腕二頭筋だけとし，その走行は垂直方向とする．これを剛体モデルで考えれば，前腕に働く筋張力と重力，およびこれらの合力が関節中心に及ぼす力（関節反力という）は，それぞれベ

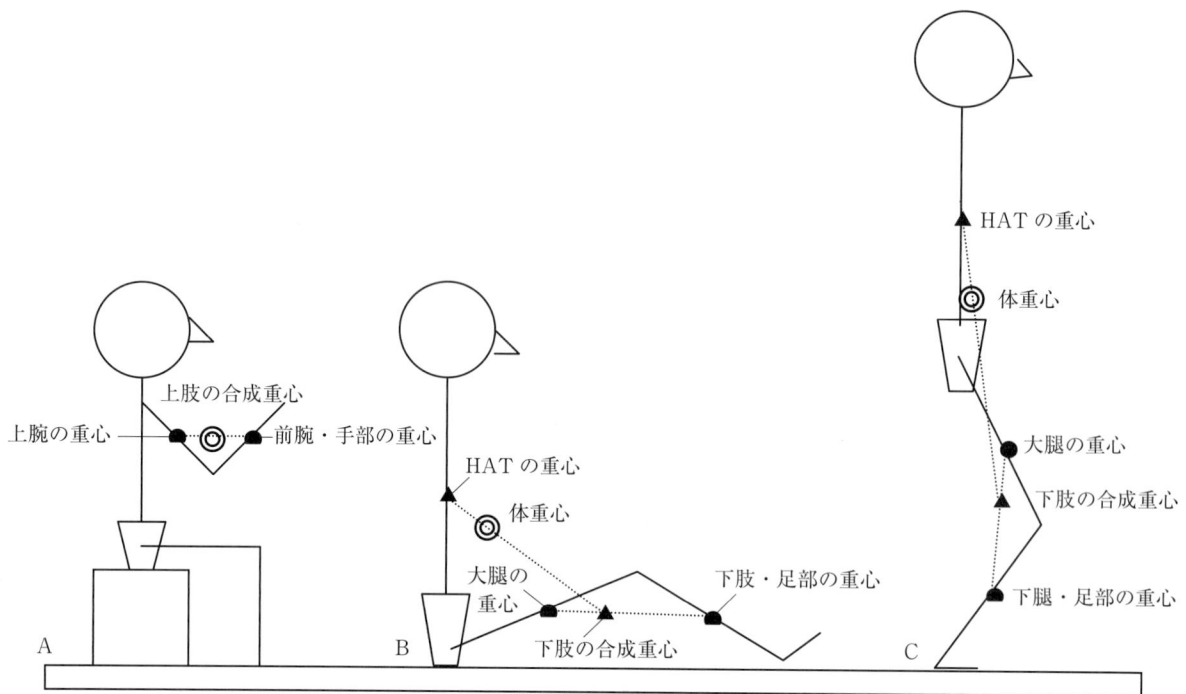

図 2-1 体節重心の合成

クトルとして図 2-2B のように表せる．ベクトルの長さ（力の大きさ）は任意でかまわないが，ベクトルの方向と向きを間違わないようにする．この剛体モデルをさらに模式的に描いたものが，図 2-2C のベクトル線図である．これを見れば（第 3 の）てこの平衡の問題であることが一目瞭然である．

2) 重力モーメント

図 2-2C によれば，てこの支点（肘関節の中心）に働く重力 F_g のモーメントは大きさが $F_g \times r_2$，回転作用の方向は下向き（伸展方向）である．関節運動の用語を用いて，重力モーメントは肘関節に対して伸展モーメントであるという．このように，モーメントは大きさとともにその回転作用の方向を指定しなければならない．観察による運動分析でとくに大切なのはこの方向であり，ここではモーメントが作りだす関節運動の方向でこれを名づけることにする．

3) 筋モーメント

図 2-2C によれば，肘関節に働く上腕二頭筋の筋張力 F_b によるモーメントの大きさは $F_b \times r_1$ であり，屈曲モーメントである．筋モーメントの方向が，この場合，重力モーメントの方向と逆になることに注意する．なお，図 2-2C の関節反力ベクトルは，回転中心との距離がゼロなのでモーメントはゼロ，すなわち肘関節に回転作用を及ぼさない．関節運動に関与する筋張力が複数ある場合は，それぞれのモーメントの総和が関節に働く筋モーメントとなる．ただし，平面運動では，それぞれの筋モーメントは，回転作用が同方向であれば同符号，逆であれば異符号として総和をとるものとする．

4) 剛体の平衡条件

図 2-2C によれば，てこの平衡条件は次のようになる．

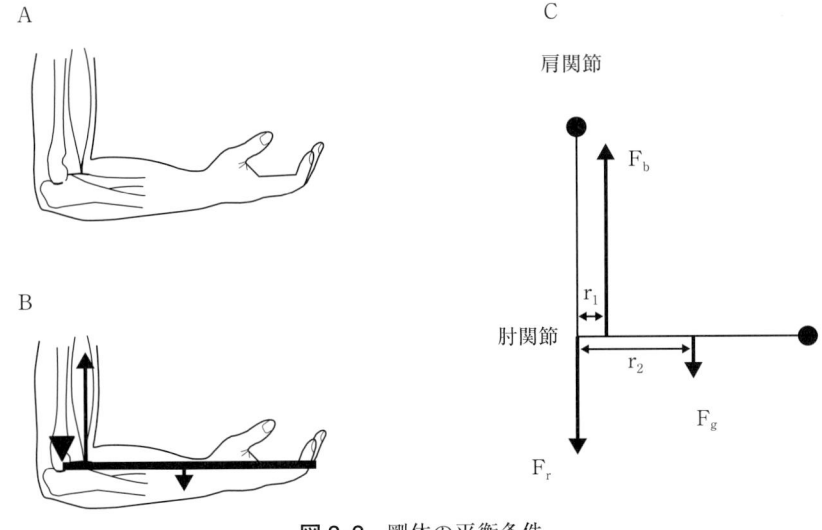

図2-2 剛体の平衡条件

並進平衡条件：関節反力 $F_r = F_b - F_g$
回転平衡条件：筋モーメントの大きさ $F_b \times r_1 -$ 重力モーメントの大きさ $F_g \times r_2 = 0$

並進平衡条件はてこの支点が動かない条件である．他方，回転平衡条件はてこが回転運動を起こさない条件である．この場合，筋モーメントが重力モーメントと大きさが同じで方向が逆であることを意味する．関節運動の静止相ではこの条件が成り立っているものとみなす．

コラム2　人体におけるてこ

てこは3種類に分類できる．第1のてこは支点を中心に荷重点と力点がそれぞれ別の側にあるもの，第2および第3のてこは支点に対して一側に荷重点と力点があるものである．支点–荷重点–力点の順にあるものが第2，支点–力点–荷重点の順にあるものが第3のてことして定義される．人体におけるてこは第1と第3のてこが大部分を占め，股関節や膝関節に代表される荷重関節は基本的に第1のてこである．第2のてこについては，顎関節が人体で唯一の例であるとされている．

3　モーメントと関節運動

1) 関節運動の原因としてのモーメント

回転平衡条件が成り立たなくなると関節運動が生じる．図2-2Cの場合では，$F_b \times r_1 - F_g \times r_2 > 0$ であれば，筋モーメントが重力モーメントに打ち勝って筋モーメントの方向，すなわち屈曲方向の関節運動が起こる．$F_b \times r_1 - F_g \times r_2 < 0$ であれば，逆に重力方向の伸展運動となる．

2) 関節運動からの筋モーメントの推定

観察に基づく運動分析では，まず関節運動の方向を記載する．続いて，この方向の関節運動を作りだしている力のモーメントを，運動に関与する筋張力と重力モーメントの兼ね合いとして理解する．図2-2Cの場合，屈曲運動なら重力に打ち勝って屈筋が活動しているはずであり，屈曲方向の運動は筋を短縮させるから筋活動は求心性収縮であると推定できる．逆に伸展運動の場合は，重力モーメントがこの運動の原因であり，筋モーメントは逆に制動として働いているはずである．収縮様式は遠心性である．このように，関節運動を特定したうえで，必ず重力を考慮に入れて，筋活動とその収縮様式，さらに具体的な筋の名前を推定することができる．具体例は次章を参照のこと．

コラム3 運動方程式

　関節運動に関する情報を用いて関節に働く筋モーメントを計算し，さらには筋張力を推定することを逆運動学という．観察に基づいて関節運動から筋活動を推定することは，逆運動学の一端である．逆運動学は筋骨格系の運動方程式に沿って行う．コラム1で運動学方程式の例として取り上げた矢状面の2関節リーチを考える．同じく剛体の2リンクモデルを仮定すれば，この力学系の運動方程式（ラグランジュの運動方程式）は肩および肘関節について，以下のような連立微分方程式になる．

$$M_1 = \left[m_1 r_1 + I_1 + m_2 \left(\ell_1^2 + r_2^2 + 2\ell_1 r_2 \cos\theta_2 \right) + I_2 \right] \ddot{\theta}_1 + \left(m_2 \ell_1 r_2 \cos\theta_2 + m_2 r_2^2 + I_2 \right) \ddot{\theta}_2$$
$$- \left(2m_2 \ell_1 r_2 \sin\theta_2 \right) \dot{\theta}_1 \dot{\theta}_2 - \left(m_2 \ell_1 r_2 \sin\theta_2 \right) \dot{\theta}_2^2 + \left[m_1 r_1 \cos\theta_1 + m_2 \left(\ell_1 \cos\theta_1 + r_2 \cos(\theta_1 + \theta_2) \right) \right] g$$
$$M_2 = \left(m_2 \ell_1 r_2 \cos\theta_2 + m_2 r_2^2 + I_2 \right) \ddot{\theta}_1 + \left(m_2 r_2^2 + I_2 \right) \ddot{\theta}_2 + \left(m_2 \ell_1 r_2 \sin\theta_2 \right) \dot{\theta}_1^2 + \left(m_2 r_2 \cos(\theta_1 + \theta_2) \right) g$$

　ここでMは筋モーメントである．筋モーメントは関与する複数の筋張力によるモーメントの（符合を考慮した）総和である．θ, $\dot{\theta}$, $\ddot{\theta}$はそれぞれ，関節角，角速度，および角加速度である（ただし関節角度は隣接する体節の相対角度をとる）．パラメータは，m：質量，ℓ：体節長，r：体節の（近位関節からの）重心位置，I：近位関節の周りの体節の慣性能率であり，被験者の身長と体重から推定できる定数である．添え字1と2はそれぞれ肩関節（上腕）と肘関節（前腕）にかかわることを示す．gは重力加速度である．関節運動の分析から，角度，角速度および角加速度それぞれの時間変化を求めて，これを運動方程式に代入すれば，各関節の筋モーメントMの時間変化が計算できる．これが逆運動学である．関節運動のパターンが決まれば，筋モーメントのパターンが一意に決まる．ただし，Mをこれに寄与する筋張力にまで分解することは，上記の運動方程式からはできない．

　運動方程式の右辺を見よう．両関節のそれぞれの角加速度に関係する第1項を「正味トルク」という．その関節の運動に直接に関係するトルクである．これと筋モーメントMとの関係はそれぞれ単関節の運動方程式と同じである．最後の項は重力モーメントである．両項に挟まれた部分はいずれも他方の関節運動に起因するモーメントであり，あわせて「相互作用トルク」とよんでいる．1つの関節の運動はこの関節の筋モーメントMと重力モーメントだけからは決まらず，隣接する関節運動に起因する相互作用トルクの影響を受けることになる．この点が多関節運動の力学に特徴的なことである．関節運動の観察に基づく筋活動の推定は，相互作用トルクの影響を無視して，関節運動のモーメント（正味トルク）と重力モーメントから筋モーメントMを推測し，Mの方向を決定する筋群を推定することに相当する．たとえば，このモデルで関節運動が屈曲運動だとすれば，正味トルクは運動方向と同じく屈曲モーメントである．この屈曲モーメントは，筋の屈曲モーメントから重力による伸展モーメントを差し引いたモーメントである．したがって，肩関節屈筋群の求心性収縮が推定できる．

4　運動・動作分析と障害構造

1）国際障害分類モデル

　動作分析は，理学療法・作業療法評価の1つの手段として重要な位置を占め，その目的は，対象者の障害構造を明らかにし，適切な介入によって障害を改善することにある．その障害構造の整理のために用いられてきたのが，1980年に世界保健機構（WHO）から提案された国際障害分類（International Classification of Impairments, Disabilities and Handicaps：ICIDH）である．これは，疾病（国際疾病分類：International Classification of Disease：ICD）の帰結として生じる機能障害によって能力低下が，さらに社会的不利が生じるという因果論に立脚している．このことは，従来，理学療法士・作業療法士が能力低下のレベルに属する動作障害の原因を筋力低下や関節拘縮に求め，それらに介入することにより動作障害を改善するという考え方に近く，因果律をもとに理学療法士・作業療法士が動作の再獲得を目標に機能障害へアプローチすることを論理的に可能にしてくれた（**図 2-3**）．

2）国際生活機能分類

　動作分析によって症例の問題点を整理する際に，理学療法士・作業療法士は，1980年にWHOによって報告されたICIDHの障害モデルを四半世紀にわたり利用してきた．しかし，その一方で，目標とする動作の再獲得を実現するために機能回復が十分望めない場合もあり，近年，目標指向型アプローチが普及してきた経緯がある．このような流れのなかで，2001年にICIDHの改訂版として国際生活機能分類（International Classification of Functioning, Disability and Health：ICF）が出された．

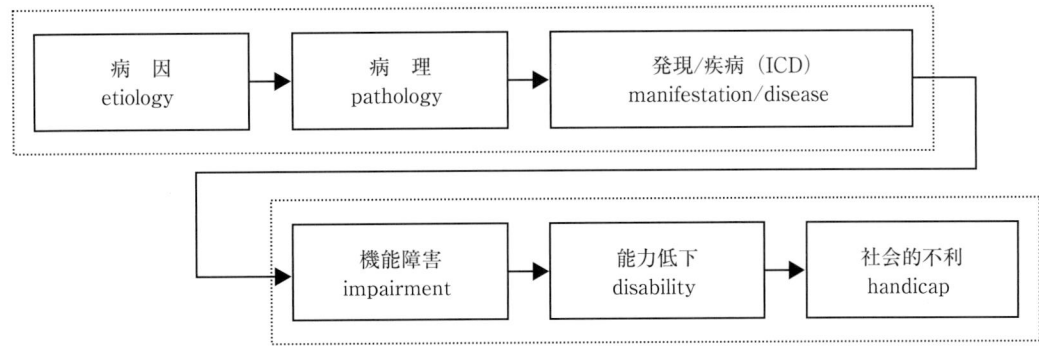

図2-3 医学モデルと国際障害分類試案

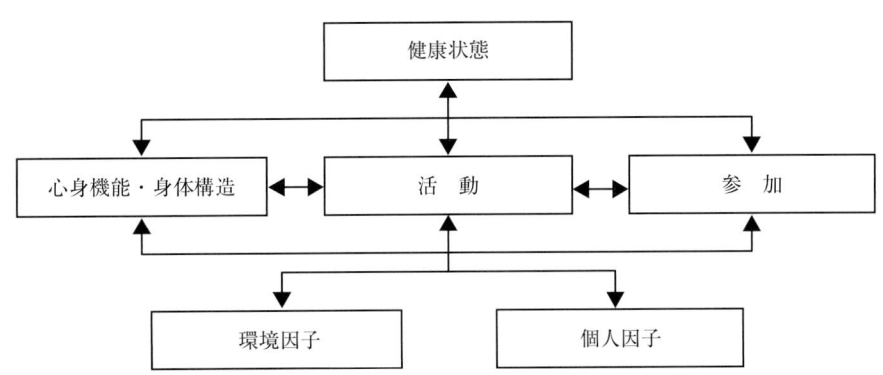

国際生活機能分類（ICF）における生活機能モデル

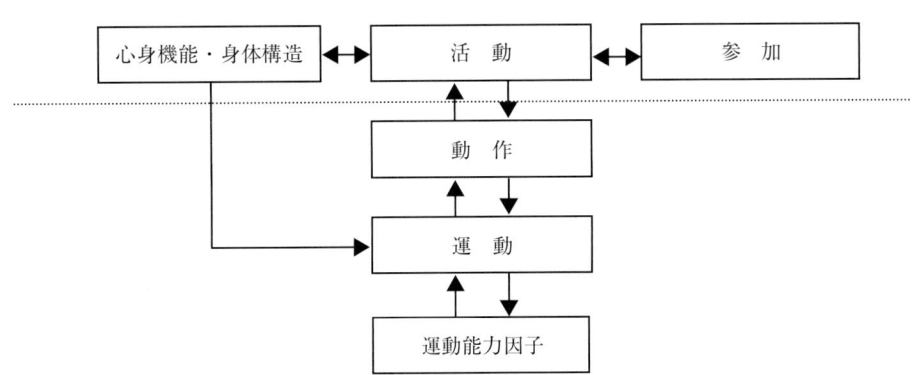

国際生活機能分類（ICF）と運動行動の階層性との関係

図2-4 生活機能モデルと運動行動の因果性

　そこには医学モデルの帰結として展開された障害モデルへの建設的批判があり，人の生活や健康状態は多くの要因が複雑に影響しあって形成されているのだという認識がみてとれる．別の言い方をするならば，障壁を解消する方法は因果律に基づいたアプローチだけではないということである．たとえば，外出という活動を考えたとき，歩行が自立しなくとも，車いすの使用，人的援助（環境因子）などにより外出は実現できるというものである．この思考方法はICIDHのもとでも多くの理学療法士・作業療法士が実践してきたことであり，その意味でICFは新規ではない．ICFにおける生活機能構造モデルは，これまで理学療法士・作業療法士が行ってきた多方面からのアプローチを説明できるモデルとして受けとめられているのである．

理学療法・作業療法における対象者の問題を全人的に捉えるためには ICF は有用といえよう．しかしながら，動作分析のように因果律にしたがって物事をみようとした場合に，ICF をそのまま用いることは適当ではない．共通言語としての ICF に対して，目的に応じてこれを補う作業が必要である．図 2-4 に ICF と運動行動（動作分析）との関係を示す．

3）障害の見方と運動・動作分析

　ICF が定義する「活動（制限）」と，本書の運動・動作分析が扱う「動作」は以下の点で区別される．すなわち，日常生活活動を支える動作を，検者があらかじめ設定した場面と運動条件のもとで観察するのが後者の分析である．同じく基本動作でも，歩行という活動を生活場面で観察するのでなく，たとえば，直線歩行路を設定し速度を指定して観察記載する．この場面でパフォーマンスや運動パターンに異常が観察されるならば，次いで，基本動作を「運動」，すなわち運動軌道と関節運動のレベルで観察し，そのどこに異常があるかを探索する．さらに，運動の異常はこの運動を作りだす運動能力の諸因子に還元して調べる．ここで運動能力因子を大別すれば，筋力，バランス，柔軟性，全身協調性，および持久力である．そのそれぞれで異常を点検し，問題のある関節あるいは筋機能を見いだすのである．これが図 2-4 で「活動」から「運動能力因子」にいたる下向きの矢印が示す分析の過程である．

　他方，総合の過程は，運動能力因子の障害が順次その上の階層にもたらしている影響を確認することである．最後に，動作のパフォーマンスと運動パターン異常が，この動作を通じた日常活動の円滑な遂行を制約している範囲と程度を推定する．以上が上向きの矢印をたどる総合の過程である．

演習 2-1　連続動作の単位動作への分解

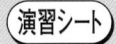 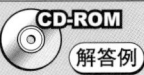

1　課題
次の日常生活動作を単位動作に分解する．
1) 食事動作
　端座位（両手を大腿の上に置いた状態），テーブルの上の茶碗と箸を使い，口にご飯を運ぶ動作を単位動作に分解する．
2) 更衣動作
　立位（テーブルを前に立っている），前方のテーブルに置かれた前開きのYシャツ（ボタン止め）を手にとって着る動作を単位動作に分解する．
3) トイレ動作
　立位（洋式便器を前に立っている），前方の洋式便器で排泄し，再び開始位置で立位になるまでの動作を単位動作に分解する．

2　手順
1) 観察の対象者に上記の動作をパントマイムで実演してもらう．
2) 観察した動作について，目的を示すことのできる範囲に小区分する．
3) それぞれ区分した動作を文章で説明する．
4) 3) で区分した動作をさらに小区分できないか吟味する．
5) 分解した単位動作を1つずつ読み上げ，対象者にそれにしたがって動作を実行してもらう．おおよそ，観察した動作が再現できるか確認する．

【演習のポイント】
　目的をもった運動としての最小限の区分（単位動作）を検討する．まずは分析するという意識はもたずに，動作を観て説明するような気持ちで取り組むとよい．

この演習の動画・静止画はありません．

第3章　運動分析の手順

　動作を構成する関節運動をよく観察しながら運動学的にこれを記述する．続いて，各関節に働く重力と筋張力のモーメント，さらにその変化を運動力学的に説明し，これに基づいて筋活動とその収縮様式を推定する．以上を時間軸に沿った1枚のワークシートにまとめて表示する．逆に，重力と筋張力のモーメントを総合して，関節の運動が想定どおりに進行することを理解する．最後に，動作に関連する関節運動の組合せから，動作の課題を達成する（運動端あるいは重心の）運動軌道が形成できることを確認する．

1　関節運動の運動学的記述

1）運動課題と運動条件

　同一の動作でも運動条件や開始・終了肢位が異なれば，関節運動の組合せおよび関与する筋活動がまったく違うことがある．運動条件には，速度，運動方向と範囲，負荷の有無，精度の要求などを特定する．ここでは主として運動速度と運動方向・範囲を取り上げ，運動学の用語を用いて正確に記載する．

2）運動過程の相区分

　運動課題を運動条件どおりに行い，観察をもとにして運動開始から終了までを相（phase）に区分する．相区分は主要な関節運動の方向と組合せが変化する時点を境界とする．相はその間の主要な関節運動をもって名称とする（例：膝関節屈曲相）．運動の開始前および終了後の「静止相」も含める．

3）線画と関節角度の設定

　剛体リンクモデルに基づいて，運動の進行を相ごとに線画で描く．線画に関節角度を設定する．関節角度は関節運動を過不足なく記述できるように選び，ROM測定法での関節角度を基本にして定義する．線画はできるだけ簡潔であることを旨とするが，同時に，剛体リンクモデルが現実の骨格系を単純化したものであることを忘れてはならない．

4）角度変化

　運動中の関節の変位を関節角度の時間的変化として表す．角度変化は運動の相区分と線画に対応させて描き，両者の対応関係を確認する．角度変化は定性的・模式的に描く．ただし，変化の方向（運動方向，屈曲か伸展かなど）を明確に指定する．運動の開始と終了時の角度が運動条件どおりに描けているかどうか確認する．動作に複数の関節運動が関与する場合は，それぞれの時間的変化を対応させて描く．複数の関節運動の運動開始あるいは終了のタイミングの異同がわかるよう描く（たとえば，股関節と膝関節が同時に屈曲を開始するかどうか）．1つの動作が複数の関節運動の組合せからなるとき，これを動作の運動協調性（運動パターン）という．線画と相区分，これに対応する関節角度の運動方向から，動作の運動パターンが読み取れることに注意する．

5）運動パターンの異常

　以上の運動記述をもとにして，運動障害例ではどこに異常や逸脱があり，その結果どのような運動パターンの異常が生じるかを観察，記述する．

2 筋モーメントの推定

1) 重力モーメント

剛体リンクモデルをもとにして，各体節の重心にかかるその体節の重力ベクトルを線画に描き入れる（方向はいつでもどこでも鉛直下向き）．複数の体節を合わせて重力ベクトルの合力を推定する．これらの重力ベクトルが関節軸の周りに作りだすモーメントの方向を推定する（関節運動の用語を用いて「屈曲モーメント」等とする）．複数の関節運動からなる動作では，固定軸に対して遠位にある体節にかかる重力から始めて，順次，重力ベクトルの合力を合成して，近位の関節に働く重力モーメントの向きを推定する．もしも筋活動がないなら，重力方向に関節運動が起こり肢位が変化する．この変化が動作の課題実現にとって望ましい方向ならば運動は重力を利用し，逆に，課題を妨げる方向ならばこれに拮抗する筋活動がなければならない．

筋活動を推定する前に，静止肢位においてすべての筋活動を停止して，重力だけによる運動を実感する．これが身体運動における「自然落下」である（**図 3-1A，B**）．

なお，ベクトル表記は方向と向きの指定に注意し，大きさにとらわれる必要はない．

2) 筋モーメントと筋活動

運動の開始肢位（静止相）の線画において，各関節に剛体の回転平衡条件を適用して，重力モーメントを相殺すべき筋モーメントの方向（伸展，屈曲等）を推定する．筋モーメントが伸展（屈曲）方向であれば，このモーメントを作りだす主要な筋張力は屈曲（伸展）筋群の収縮によるはずであり，その代表的な筋の名称をあげる．当然，筋の収縮様式は等尺性であり，これを記載する．筋の停止部を作用点として筋張力のベクトルを線画に描き入れて，筋モーメントがこの関節に働く重力モーメントと回転平衡にあることを理解する（**図 3-1A**）．

次いで，運動開始後，相ごとに同様な推定と記載をする．この場合は上記静止相における回転平衡条件が破れて，互いに逆方向の重力と筋力のうちモーメントの大きさが勝る方向へその関節の回転運動が生じている．重力モーメントが筋モーメントより大きい場合は，運動方向は重力モーメントの方向であり，筋モーメントは逆に運動を制動する働きをする．速度がゆっくりの場合にこれを単純化して，運動の原因は重力モーメントであり，筋モーメントはもっぱらこれに対する制動として働くものとして筋活動を推定する．この場合，筋は伸張しつつ収縮しており，収縮様式は遠心性である（**図 3-1B**）．なお急速な運動では，ここで取り上げている筋の拮抗筋が求心性収縮をして，重力方向の回転運動を加速することがある．

逆に，重力モーメントが筋モーメントより小さい場合は，筋モーメントの方向に運動が起こり，重力モーメントが制動の働きをする．これを単純化して，筋活動が運動を開始し，静止するときは重力モーメントを制動に利用するものとする．筋は短縮しており求心性収縮である（**図 3-1B**）．

注意：姿勢保持および運動中の筋活動は単純ではない．以上はあくまで単純化したモデルでの推定であり，特定した筋が実際に活動しているかどうか，これ以外の筋が求心性あるいは遠心性に活動して運動に関与していないかどうか，また，それぞれの筋活動のタイミングはどうか，などは筋電図（EMG）を用いて確認することが必要になる．筋電図の知識を臨床的な筋活動の判断に戻して活用することも大切である．ただし，これらはまるっきり丸暗記が必要な知識ではなく，基本は関節運動の力学に基づいて推定すべき事柄であることを強調したい．

3 例1：単関節運動の場合（図3-2）

1) 運動課題：1関節リーチ動作

肘関節の屈伸だけを用いて矢状面での指先のリーチ（目標到達）動作を行う．動作としては目標（ターゲット）の位置，形状，大きさ，目標到達の精度などが特定されるが，ここでは次のように単純化して，肘の単関節運動を考える．

開始肢位：肘関節90°屈曲位．運動は初め屈曲して肘関節屈曲約140°に達したところで一時静止し，次いで伸展して開始肢位に戻る．したがって終了肢位は開始肢位に同じ．肘関節140°屈曲位の

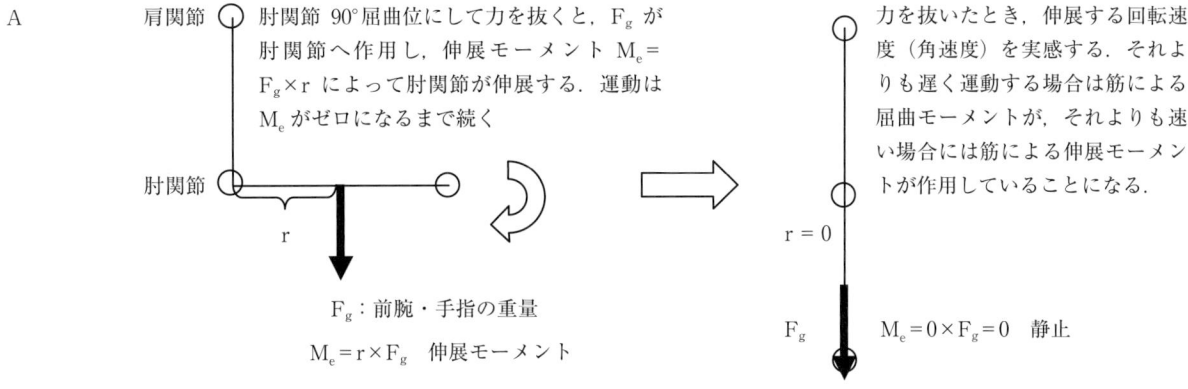

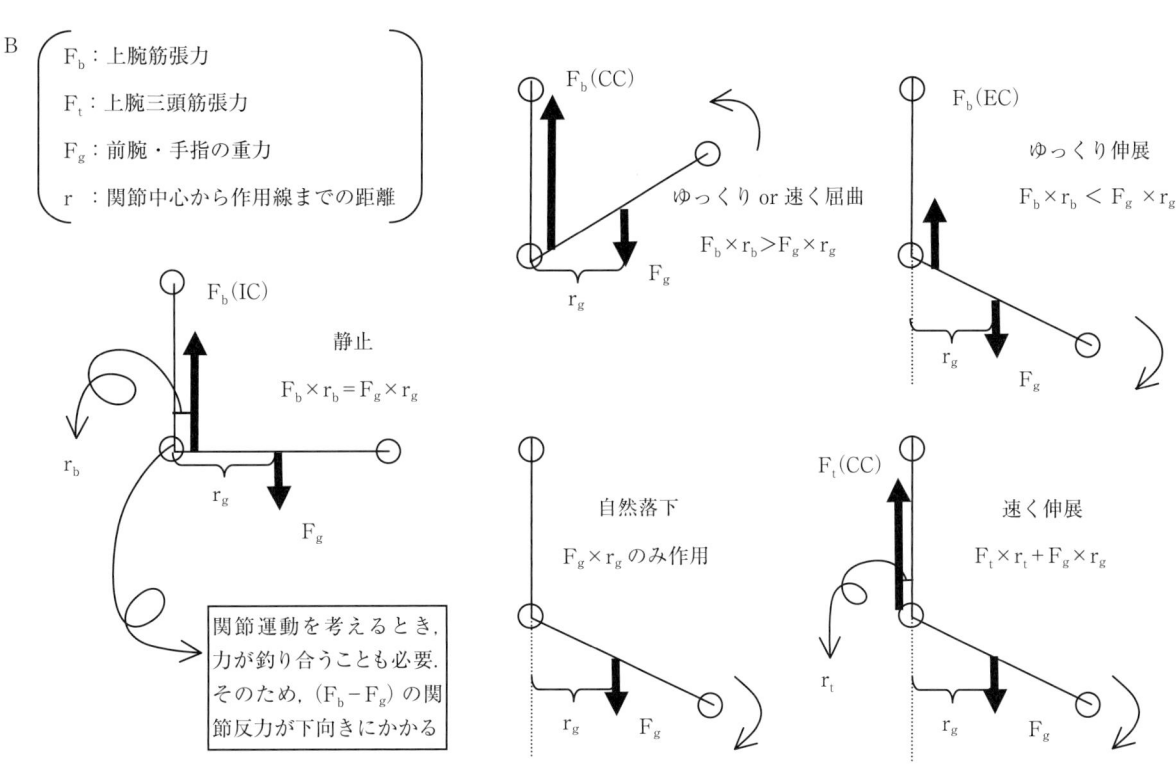

図 3-1 関節運動と力源の関係（運動速度による比較）

位置には目標物を置かず，したがってリーチの精度は要求しない．

2）運動条件
速度：ゆっくり
負荷：なし

3）運動相
静止相，屈曲相，静止相，伸展相，静止相の5相をこの順序で区分する．

4）線画と関節角度の設定
相ごとに上腕と前腕の位置を線画で表す．運動相では運動中の代表的瞬間の肢位を表し，合わせて関節の回転方向を矢印で示す．関節運動を特定するための関節角度を設定して，線画の静止相，あるいは初めの運動相に描き入れる．この場合は肘関節屈曲角をROM測定の基準に従って設定する．

5）関節角度の変化の模式図
線画の展開方向を時間軸（横軸）とし，縦軸に関節角度の変化の方向および運動条件で指定した角

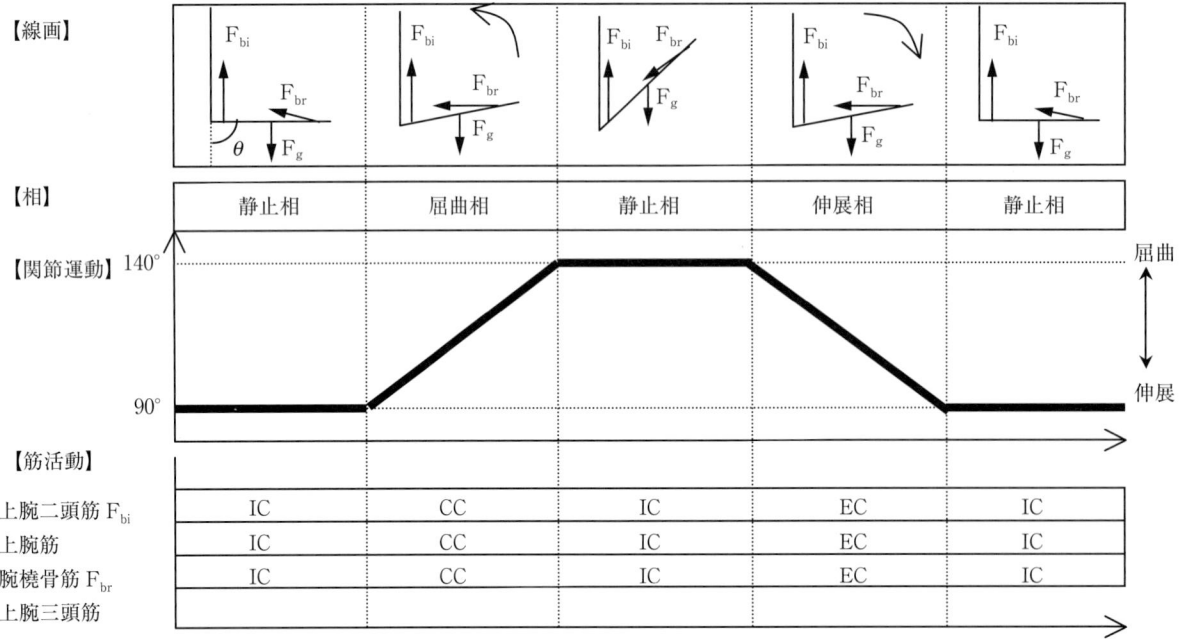

図 3-2　単関節リーチ動作の分析

度を描き入れる．縦軸の上方向を屈曲とするか伸展とするかは任意であるが，ここでは初めの運動方向を上向きとする．したがって，図の縦軸に開始肢位 90°と，次の静止肢位 140°の概略位置を描き入れる．これで関節角度—時間グラフ（θ - t グラフ）の枠組みが決ったから，あとは線画と線画に描き入れた角度の変化をこの枠組みの上に模式的に描き入れる．すなわち，静止相ではその名のとおり角度は変化せず，屈曲相では角度は増加，伸展相では逆に減少して開始肢位に戻り，課題が終了する．運動相での角度変化は模式的に直線で描き，運動の開始と終了時点が明瞭に分かるようにする．変化の方向が相の定義と一致していること，すなわち屈曲相では屈曲角度が増大し，伸展相では減少していることを曖昧さなしに表現すること．

以上が観察による動作の運動学的分析のエッセンスである．できあがった1組のグラフをよく眺めて，線画と関節角度の対応関係とその時間的変化を言葉で表現してみる．これを理解しておくことが，以下の教程へ進む条件になる．

6）重力モーメント

肘関節に働く重力モーメントを考える．本課題では上腕は常に下垂位にあるので，モーメントはゼロ．前腕にかかる重力 F_g（前腕の重量）だけを考えればいい．F_g は前腕の重心（前腕の長さのほぼ中央）を作用点とするベクトルで表す．この動作のすべての時点において，F_g の大きさは同一であり，方向は垂直，向きは下向きである．ベクトル F_g を線画に描き入れる．これによって，静止と運動中を問わず，F_g が肘関節の周りに作るモーメントの方向は同一，すなわち伸展モーメントであることがわかる．

7）筋モーメントと筋活動

静止相：重力による伸展モーメントを相殺する屈曲方向のモーメントがなければ，前腕は伸展（自然落下）して静止できない．この屈曲モーメントは筋活動が作りだすしかなく，当然，肘関節に作用する屈筋群の活動による．屈筋群としては上腕二頭筋，上腕筋および腕橈骨筋がある．このようにして，まず，関与する筋の候補が特定できる．上腕二頭筋と上腕筋とはベクトルで区別しにくいので前者の筋張力 F_{bi} で代表させ，腕橈骨筋の筋張力を F_{br} として，それぞれのベクトルを線画に描き込む．筋の停止部（筋張力ベクトルの作用点）と走行方向（ベクトルの方向）を筋ごとに区別する．筋はその走行に沿って短縮方向にしか張力を作りだせないから，ベクトルの向きは作用点から筋の起始部（固定）への向きで表せる．F_{bi} および F_{br} がそれぞれ肘関節の周りに作るモーメントを加算したもの

が肘関節の筋モーメントになり，これは当然，屈曲モーメントであり，静止相ではこれが重力による伸展モーメントと釣り合っている（大きさが同じで方向が逆）．静止相では筋の長さが変化しないので，収縮様式は等尺性（isometric contraction：IC）である．

屈曲相：筋モーメントの大きさが重力モーメントを上回ることにより屈曲運動が起こる．屈曲運動は筋をいずれも短縮させるから，屈筋群の活動は求心性収縮（concentric contraction：CC）である．筋活動は運動の初期で重力を上回る屈曲モーメントを作るが，後半ではこのモーメントを徐々に減少させ，重力モーメントと平衡した時点で運動が停止する．すなわち，重力を制動力として利用する．この相では全期間にわたり屈筋群は求心性収縮をする．

伸展相：筋による屈曲モーメントをゼロにすれば前腕は自然に伸展するから，重力を利用した運動がこの相の特徴になる．ただし，ゆっくり運動すること，さらに運動を停止させるために，筋の屈曲モーメントを制動に使わねばならない．この間，筋は伸長するから遠心性の筋収縮（eccentric contraction：EC）である．重力と筋張力が運動の力源あるいは制動力として働くが，それぞれの役割が屈曲相と伸展相では逆になることに注意．

注意：関節に働く筋モーメントとは，複数の筋およびその拮抗筋の筋張力が作るモーメントの（符合を考慮した）総和である．本課題の屈筋群でたとえば腕橈骨筋 F_{br} がどの時点でどの程度関与しているのかどうか，また，運動条件によりこれがどう変化するか．こうした問題は筋電図を用いた研究課題であり，観察による運動分析の範囲外とせざるをえない．

8）筋活動から関節運動へ

以上の分析を逆にたどって，筋活動の組合せから関節運動が生成できることを確認する．分析に対してこれを総合という．各相ごとに筋活動から関節運動を説明する．

4　例2：多関節運動の場合（図3-3）

1）運動課題：2関節リーチ動作

矢状面で肩および肘関節を用いたリーチ動作を行う．

開始肢位：体幹垂直固定，上腕下垂，肘関節90°屈曲位．前方，前腕よりやや高い位置に標的を想定して指先をこれにリーチして静止する．目標までの距離は体幹を固定したままでリーチできる位置とする．

2）運動条件

速度：ゆっくり．

3）運動相

運動開始前の静止相，肩関節屈曲相，運動終了時の静止相の3相に区分する．この運動課題で，肘関節の運動は屈曲か伸展か，よく観察する．

4）線画と関節角度の設定

肩関節屈曲角と肘関節屈曲角をそれぞれ θ_1 と θ_2 とする．

5）関節角度の変化の模式図

肩関節角 θ_1 は運動開始時にゼロ，次いで屈曲してから静止する．肘関節角 θ_2 は90°から伸展して静止する．この組合せを模式図で表現する．両関節が同時に運動を開始あるいは静止するとすれば，そのタイミングを揃えて描くこと．

6）重力モーメント

運動開始前の静止相では例1の単関節リーチの場合と同様である．運動開始後については，固定軸（肩関節）に対して遠位にある体節すなわち前腕から考える．前腕の重力 F_{gf} は肘関節の周りに伸展モーメントを作る．次に，肩関節には前腕に加えて上腕の重力 F_{gu} が働く．F_{gf} と F_{gu} の合力（F_{gue}）は両ベクトルの中ほどに作用線をもつ垂直下方のベクトルとなり，これが肩関節の周りに伸展モーメントを作る．

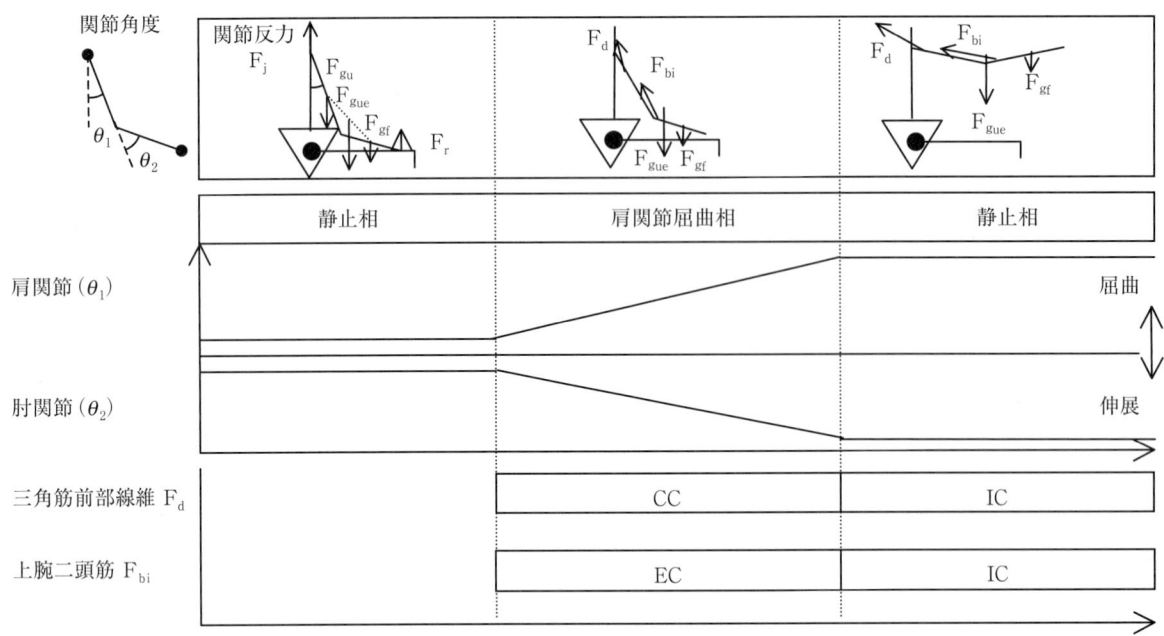

図 3-3　2 関節リーチ動作の分析

7) 筋モーメントと筋活動

重力 F_{gf} と F_{gu} の合力が肩関節に作る伸展モーメントに勝る筋の屈曲モーメントが肩関節に働いて肩の屈曲運動が生じる．肩の屈筋群の活動がこのモーメントを作り，収縮様式は求心性である．図 3-3 では肩屈筋の代表として三角筋（前部）を取り上げ，その張力ベクトル F_d を表示した．この間，重力が制動の働きをして，筋と重力モーメントが平衡する時点で上腕の運動は静止する．これに対して，肘関節伸展運動は前腕の重力 F_{gf} に任せればよい．ただし，肘関節屈筋群が制動の働きをし，これが重力と平衡する時点で前腕の運動は停止する．この間，筋は伸長するから収縮様式は遠心性である．図 3-3 には肘関節屈筋群の代表として，上腕二頭筋の張力ベクトル F_{bi} を表示した．

以上のように，多関節運動では固定軸に対して遠位にある体節から重力の分析を始め，体節の重力の合力を順次合成してその回転作用を順次考察する．こうして得られた各関節の重力モーメントの方向と運動方向とをあわせ考えて，関節に働く筋モーメントとその収縮様式を推定する．

注意：多関節運動に特有の現象として「相互作用トルク」が発生する（コラム 3（p.10）参照）．1 つの関節に働く筋モーメントは重力モーメントとの兼ね合いだけでは決らず，この関節に隣接する他の体節の運動に起因するモーメント（これを相互作用トルクという）を考慮に入れなければならない．本課題の場合は，肩関節の屈曲運動が肘関節に伸展方向の相互作用トルクを及ぼす．したがって，肘関節の筋モーメントは重力モーメントに対してだけでなく，相互作用トルクによる伸展モーメントをも補償しなければならない．他方，肩関節には肘伸展運動に由来する屈曲方向の相互作用トルクが働く．したがって，肩屈筋の活動に加えてこの相互作用トルクが肩関節屈曲運動に寄与している．たとえゆっくりした速度条件でも，運動に対する相互作用トルクの相対的寄与は無視できないことが知られている．

相互作用トルクは，しかし，本書の範囲を越える複雑な問題である．そこで本書は，関節モーメントの考察では相互作用トルクを無視して，それぞれの関節を単関節運動として扱うことにする．つまり，1 つの関節に働く筋モーメントは，単に重力モーメントとの兼ね合いを通じて関節運動に寄与するものとする．

演習 3-1　肘関節伸展屈曲運動の運動分析（端座位，肩関節 150°屈曲位）

 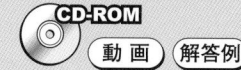

1　運動課題および条件
1) 観察対象となる基本面：矢状面
2) 速度条件：ゆっくり
3) 開始肢位：端座位
   関節角度；肩関節 150°屈曲位，前腕 90°回外位，股関節 90°屈曲位，頸部・体幹 0°屈曲位
4) 運　　動：肘関節 90°屈曲位⇒肘関節 0°屈曲位（静止）⇒肘関節 90°屈曲位
   開始前，中間，終了時に静止相を入れること
5) 終了肢位：開始肢位と同じ

2　手順
1) 肘関節角度（θ）の基準を設定する．初期値は 90°屈曲位．

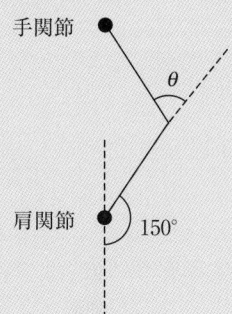

2) 運動を観察して 5 相に区分し，関節運動の切り替わりに着目して適切な名称をつける（3 つの静止相を入れて）．
3) 上腕および前腕のみの線画を相ごとに描く（5 つ線画を描く）．
4) 設定した関節角度の時間変化を線で描く．
5) 前腕の重心を作用点として前腕・手指の重力ベクトル（F_g）を描く．
6) 肘関節にかかる重力モーメントを手がかりとして，肢位保持および運動に必要な筋活動を，上腕二頭筋短頭（F_{bi}），上腕筋（F_b），腕橈骨筋（F_{br}），上腕三頭筋外側頭（F_{tri}）について推定する．活動している時間帯を四角で囲み，角度変化から判断して，求心性収縮の場合には CC（concentric contraction），等尺性収縮の場合には IC（isometric contraction），遠心性収縮の場合には EC（eccentric contraction）と記載する．
7) 張力ベクトルを筋の停止部から起始部に向かって描く．この際，張力の大きさに従って長さを調節する．また，張力ベクトルには筋の略称を明記すること．
8) 運動方向（回転方向）に合わせて，モーメントの総合的な作用方向を描く．

【分析のポイント】
　前腕・手指の重心線と肘関節運動中心の関係に注目する．前腕が垂直になる時点，すなわち θ が 30°前後で，重力モーメントは屈曲モーメントから伸展モーメントに切り替わる．その点を考慮して筋活動を推定すること．

演習 3-2　膝関節伸展屈曲運動の運動分析（端座位）

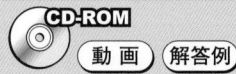

1　運動課題および条件
1) 観察対象となる基本面：矢状面
2) 速度条件：ゆっくり
3) 開始肢位：端座位
   　　関節角度；膝関節 90°屈曲位，股関節 90°屈曲位，足関節底背屈中間位
4) 運　　動：膝関節 90°屈曲位 ⇒ 膝関節 0°屈曲位（静止）⇒ 膝関節 90°屈曲位
   　　開始前，中間，終了時に静止相を入れること
5) 終了肢位：開始肢位と同じ

2　手順
1) 膝関節角度の基準を設定する（θ）．初期値は 90°屈曲位．

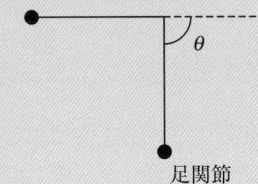

2) 運動を観察して 5 相に区分し，関節運動の切り替わりに着目して適切な名称をつける（3 つの静止相を入れて）．
3) 大腿および下腿のみの線画を相ごとに描く（5 つの線画を描く）．
4) 設定した関節角度の時間変化を線で描く．
5) 下腿の重心を作用点として下腿・足部の重力ベクトル（F_g）を描く．
6) 膝関節にかかる重力モーメントを手がかりとして，肢位保持および運動に必要な筋活動を，内側広筋（F_{vm}），外側広筋（F_{vl}），ハムストリングス（F_{ham}）について推定する．活動している時間帯を四角で囲み，角度変化から判断して，求心性収縮の場合には CC，等尺性収縮の場合には IC，遠心性収縮の場合には EC と記載する．
7) 張力ベクトルを筋の停止部から起始部に向かって描く．この際，張力の大きさに従って長さを調節する．また，張力ベクトルには筋の略称を明記すること．
8) 運動方向（回転方向）に合わせて，モーメントの総合的な作用方向を描く．

【分析のポイント】
　下腿が下垂している状態において，重力モーメントが膝関節に回転力として作用するのかどうか検討する．また，角度に応じてモーメントの大きさがどのように変化するのか観察する．さらに，膝関節屈曲運動においてハムストリングスの筋活動が必要か否か，運動条件を考慮して推測すること．

演習 3-3　肩関節屈曲伸展運動の運動分析（背臥位）

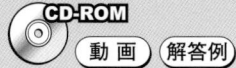

1　運動課題および条件
1) 観察対象となる基本面：矢状面
2) 速度条件：ゆっくり
3) 開始肢位：背臥位
　　　関節角度：肩関節 0°屈曲位，肘関節 0°屈曲位，前腕中間位，手関節 0°背屈位
4) 運　　動：肩関節 0°屈曲位 ⇒ 肩関節 120°屈曲位（静止）⇒ 肩関節 0°屈曲位
　　　開始前，中間，終了時に静止相を入れること
5) 終了肢位：開始肢位と同じ

2　手順
1) 肩関節角度の基準を設定する（θ）．初期値は 0°屈曲位

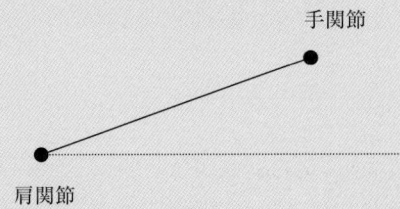

2) 運動を観察して 5 相に区分し，関節運動の切り替わりに着目して適切な名称をつける（3 つの静止相を入れて）．
3) 上腕および前腕・手部のみの線画を相ごとに描く（5 つの線画を描く）．
4) 設定した関節角度の時間変化を線で描く．
5) 上肢の重心を合成し，それを作用点として上肢の重力ベクトル（F_g）を描く．
6) 肩関節にかかる重力モーメントを手がかりとして，肢位保持および運動に必要な筋活動を，三角筋前部線維（F_{da}），三角筋後部線維（F_{dp}）について推定する．活動している時間帯を四角で囲み，角度変化から判断して，求心性収縮の場合には CC，等尺性収縮の場合には IC，遠心性収縮の場合には EC と記載する．
7) 張力ベクトルを筋の停止部から起始部に向かって描く．この際，張力の大きさに従って長さを調節する．また，張力ベクトルには筋の略称を明記すること．
8) 運動方向（回転方向）に合わせて，モーメントの総合的な作用方向を描く．

【分析のポイント】
　第 1 のポイントは，上腕と前腕・手部の各重心位置から上肢の重心を合成することである．第 2 のポイントは，上肢重量が肩関節に対してどのように作用するのかを推測することである．上肢の重心線と肩関節中心の関係および運動方向から運動に必要な筋活動を考えること．

演習 3-4　下肢屈曲伸展運動の運動分析（背臥位）

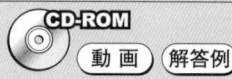

1　運動課題および条件
1) 観察対象となる基本面：矢状面
2) 速度条件：ゆっくり
3) 開始肢位：背臥位
   関節角度；股関節 0°屈曲位，膝関節 0°屈曲位，足関節底背屈中間位
4) 運　　動：股関節 0°屈曲位，膝関節 0°屈曲位⇒股関節 90°屈曲位，膝関節 90°屈曲位（静止）⇒股関節 0°屈曲位，膝関節 0°屈曲位
   下腿を水平に保つこと，開始前，中間，終了時に静止相を入れること
5) 終了肢位：開始肢位と同じ

2　手順
1) 股関節角度（θ_1）および膝関節角度（θ_2）の基準を設定する．

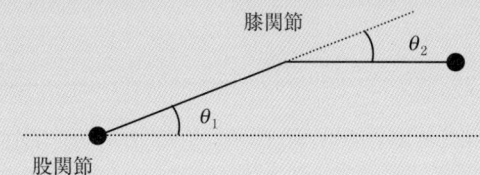

2) 運動を観察して 5 相に区分し，関節運動の切り替わりに着目して適切な名称をつける（3 つの静止相を入れて）．
3) 大腿および下腿のみの線画を相ごとに描く（5 つの線画を描く）．
4) 設定した関節角度の時間変化を線で描く．
5) 大腿および下腿・足部の重心を作用点としてそれぞれの重力ベクトル（F_{g1}, F_{g2}）を描く．また，下肢の重心を合成し，それを作用点として下肢の重力ベクトル（F_{g3}）を描く．
6) 下肢の重力モーメントを手がかりとして，股関節の肢位保持および運動に必要な筋活動を，腸腰筋（F_{il}），大殿筋（F_{gm}）について推定する．また，下腿・足部の重力モーメントを手がかりとして，膝関節の肢位保持および運動に必要な筋活動を，内側広筋（F_{vm}），大腿二頭筋短頭（F_{bi}）について推定する．活動している時間帯を四角で囲み，角度変化から判断して，求心性収縮の場合には CC，等尺性収縮の場合には IC，遠心性収縮の場合には EC と記載する．
7) 張力ベクトルを筋の停止部から起始部に向かって描く．この際，張力の大きさに従って長さを調節する．また，張力ベクトルには筋の略称を明記すること．
8) 運動方向（回転方向）に合わせて，モーメントの総合的な作用方向を描く．

【分析のポイント】
膝関節が屈曲した状態で，大腿と下腿・足部の重心合成ができるかどうかが第 1 のポイントである．股関節にかかる重量は下肢の重量，膝関節にかかる重量は下腿・足部の重量であり，それぞれの重心線と関節中心の関係，そして運動方向との関係から筋活動を推定できるかどうかが第 2 のポイントになる．

演習 3-5　前方へのリーチ動作の運動分析（端座位）

1　運動課題および条件
1) 観察対象となる基本面：矢状面
2) 速度条件：ゆっくり
3) 開始肢位：端座位

　　　　　頸部・体幹は 0°屈曲位，両手掌は大腿中央前面に置く
　　　　　左右足底外側（前額面）：肩峰から床に下ろした垂線と一致させる
　　　　　関節角度；股関節 90°屈曲位，膝関節 90°屈曲位，足関節 0°背屈位，下腿（内外旋 0°）
4) 運　　動：矢状面において，肩峰の高さで膝蓋骨より前方 50 cm にあるものをつかむ
5) 終了肢位：つかんだ時点で終了

2　手順
1) 肩関節角度（θ_1）および肘関節角度（θ_2）の基準を設定する．

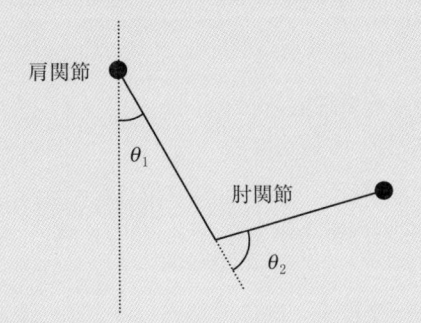

2) 運動を観察して 3 相に区分し，関節運動の切り替わりに着目して適切な名称をつける（2 つの静止相を入れて）．
3) 上腕および前腕・手部のみの線画を相ごとに描く（3 つの線画を描く）．
4) 設定した関節角度の時間変化を線で描く．
5) 上肢の重心を合成し，それを作用点として，上肢の重力ベクトル（F_{g1}）と前腕・手部の重力ベクトル（F_{g2}）を描く．
6) 上肢の重力モーメント手がかりとして，肩関節の肢位保持および運動に必要な筋活動を，三角筋前部線維（F_{da}），三角筋後部線維（F_{dp}）について推定する．また，前腕・手部の重力モーメントを手がかりとして，肘関節の肢位保持および運動に必要な筋活動を，上腕筋（F_b），上腕三頭筋外側頭（F_{tri}）について推定する．活動している時間帯を四角で囲み，角度変化から判断して，求心性収縮の場合には CC，等尺性収縮の場合には IC，遠心性収縮の場合には EC と記載する．
7) 張力ベクトルを筋の停止部から起始部に向かって描く．この際，張力の大きさに従って長さを調節する．また，張力ベクトルには筋の略称を明記すること．
8) 運動方向（回転方向）に合わせて，モーメントの総合的な作用方向を描く．

【分析のポイント】
初めて関節運動を規定せずに動作を観察する．指先の運動軌道は一般的には直線軌道となり，それを形成している関節運動を明らかにする．本文に例としても用いられているが，実際に観察して確認する．

演習 3-6　スクワット動作の運動分析（体幹直立位保持）

1　運動課題および条件

1) 観察対象となる基本面：矢状面
2) 速度条件：ゆっくり
3) 開始肢位：頭部・体幹は床に垂直（頭部・体幹 0°屈曲位）
   上肢は体幹の前面
   左右足底外側（前額面）；肩峰から床に下ろした垂線と一致させる
   関節角度；股関節 0°屈曲位，膝関節 0°屈曲位，足関節 0°背屈位，下腿（内外旋 0°）
4) 運　　動：膝関節 0°屈曲位⇒膝関節 60°屈曲位（静止）⇒膝関節 0°屈曲位
   頭部・体幹は垂直位を保持
   足底は床から離さないこと
   開始前，中間，終了時に静止相を入れること
5) 終了肢位：開始肢位と同じ

2　手順

1) 股関節角度（θ_1），膝関節角度（θ_2），足関節角度（θ_3）の基準を設定する．
2) 運動を観察して5相に区分し，関節運動の切り替わりに着目して適切な名称をつける（3つの静止相を入れて）．
3) 体幹，骨盤，大腿，下腿，足部の線画を相ごとに描く（5つの線画を描く）．
4) 設定した関節角度の時間変化を線で描く．
5) HATの重心を作用点としてHATの重力ベクトル（F_{g1}）を描く．次に，HATと大腿の重心を合成し，それを作用点としてHATと大腿の重力ベクトル（F_{g2}）を描く．さらに，HAT，大腿，下腿の重心を合成し，それの重力ベクトル（F_{g3}）を描く．それぞれのベクトルは別の画に描くと見やすい．
6) F_{g1} による重力モーメントを手がかりとして，股関節の肢位保持および運動に必要な筋活動を，腸腰筋（F_{il}），大殿筋（F_{gm}）について推定する．また，F_{g2} による重力モーメントを手がかりとして，膝関節の肢位保持および運動に必要な筋活動を，内側広筋（F_{vm}），大腿二頭筋短頭（F_{bi}）について推定する．さらに，F_{g3} による重力モーメントを手がかりとして，足関節の肢位保持および運動に必要な筋活動を，前脛骨筋（F_{ta}），ヒラメ筋（F_s）について推定する．活動している時間帯を四角で囲み，角度変化から判断して，求心性収縮の場合にはCC，等尺性収縮の場合にはIC，遠心性収縮の場合にはECと記載する．
7) 張力ベクトルを筋の停止部から起始部に向かって描く．この際，張力の大きさに従って長さを調節する．また，張力ベクトルには筋の略称を明記すること．
8) 運動方向（回転方向）に合わせて，モーメントの総合的な作用方向を描く．

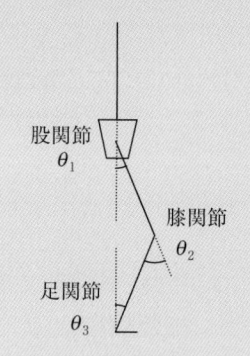

【分析のポイント】

初めて全身運動を観察する．荷重関節にかかる重力モーメントはその関節より上部にある体節重量であり，各関節で異なることを理解する．また，対象の関節より上部の体節の合成重心が，関節中心の前方にあるのかまたは後方にあるのか，観察して筋活動を推論すること．

演習 3-7　スクワット動作の運動分析（体幹前傾位）

1　運動課題および条件
1) 観察対象となる基本面：矢状面
2) 速度条件：ゆっくり
3) 開始肢位：頸部・体幹 0°屈曲位の状態で垂線に対して 30°前傾位
　　　　　　上肢は体幹の前面
　　　　　　左右足底外側（前額面）：肩峰から床に下ろした垂線と一致させる
　　　　　　関節角度；股関節 30°屈曲位，膝関節 0°屈曲位，足関節 0°背屈位，下腿（内外旋 0°）
4) 運　　　動：膝関節 0°屈曲位⇒膝関節 60°屈曲位（静止）⇒膝関節 0°屈曲位
　　　　　　頭部・体幹は 0°屈曲位の状態で垂線に対して 30°前傾位を保持
　　　　　　足底は床から離さないこと
　　　　　　開始前，中間，終了時に静止相を入れること
5) 終了肢位：開始肢位と同じ

2　手順
1) 股関節角度（θ_1），膝関節角度（θ_2），足関節角度（θ_3）の基準を設定する．
2) 運動を観察して 5 相に区分し，関節運動の切り替わりに着目して適切な名称をつける（3 つの静止相を入れて）．
3) 体幹，骨盤，大腿，下腿，足部の線画を相ごとに描く（5 つの線画を描く）．
4) 設定した関節角度の時間変化を線で描く．
5) HAT の重心を作用点として HAT の重力ベクトル（F_{g1}）を描く．次に，HAT と大腿の重心を合成し，それを作用点として HAT と大腿の重力ベクトル（F_{g2}）を描く．さらに，HAT，大腿，下腿の重心を合成し，それの重力ベクトル（F_{g3}）を描く．それぞれのベクトルは別の画に描くと見やすい．
6) F_{g1} による重力モーメントを手がかりとして，股関節の肢位保持および運動に必要な筋活動を，腸腰筋（F_{il}），大殿筋（F_{gm}）について推定する．また，F_{g2} による重力モーメントを手がかりとして，膝関節の肢位保持および運動に必要な筋活動を，内側広筋（F_{vm}），大腿二頭筋短頭（F_{bi}）について推定する．さらに，F_{g3} による重力モーメントを手がかりとして，足関節の肢位保持および運動に必要な筋活動を，前脛骨筋（F_{ta}），ヒラメ筋（F_s）について推定する．活動している時間帯を四角で囲み，角度変化から判断して，求心性収縮の場合には CC，等尺性収縮の場合には IC，遠心性収縮の場合には EC と記載する．
7) 張力ベクトルを筋の停止部から起始部に向かって描く．この際，張力の大きさに従って長さを調節する．また，張力ベクトルには筋の略称を明記すること．
8) 運動方向（回転方向）に合わせて，モーメントの総合的な作用方向を描く．

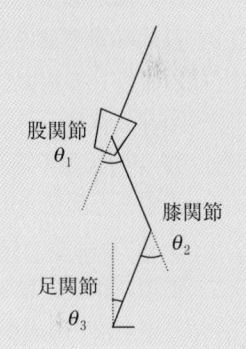

【分析のポイント】

膝関節に作用する重力モーメントが観察のポイントである．膝関節より上部にある体節の合成重心が，膝関節の前方にあるのか，または後方にあるのかで重力モーメントの作用方向が変わる．それにともない，膝関節周囲の筋活動も劇的に変化することを推測し，最終的には触診で確認してみるとよい．

演習3-8　椅子からの立ち上がり動作の分析（端座位⇒立位：ゆっくり）

1　運動課題および条件

1) 観察対象となる基本面：矢状面
2) 速度条件：ゆっくり
3) 開始肢位：端座位
   体幹は屈曲伸展中間位
   上肢は肘関節屈曲位にて交差させ前胸部で固定
   関節角度；股関節90°屈曲位，膝関節100°屈曲位，足関節10°背屈位
4) 運　　動：椅子からの立ち上がり
   開始前，終了時に静止相を入れること
5) 終了肢位：自然立位

2　手順

1) 股関節角度（θ_1），膝関節角度（θ_2），足関節角度（θ_3）の基準を設定する．
2) 殿部離床を境界として5相に区分し，関節運動の切り替わりに着目して適切な名称をつける（2つの静止相を入れて）．
3) 頭部，体幹，骨盤，大腿，下腿，足部の線画を相ごとに描く（5つの線画を描く）．
4) 設定した関節角度の時間変化を線で描く．
5) HATの重心を作用点としてHATの重力ベクトル（F_{g1}）を描く．次に，HATと大腿の重心を合成し，それを作用点としてHATと大腿の重力ベクトル（F_{g2}）を描く．さらに，HAT，大腿，下腿の重心を合成し，それの重力ベクトル（F_{g3}）を描く．それぞれのベクトルは別の画に描くと見やすい．
6) F_{g1}による重力モーメントを手がかりとして，股関節の肢位保持および運動に必要な筋活動を，腸腰筋（F_{il}），大殿筋（F_{gm}）について推定する．また，F_{g2}による重力モーメントを手がかりとして，膝関節の肢位保持および運動に必要な筋活動を，内側広筋（F_{vm}），大腿二頭筋短頭（F_{bi}）について推定する．さらに，F_{g3}による重力モーメントを手がかりとして，足関節の肢位保持および運動に必要な筋活動を，前脛骨筋（F_{ta}），ヒラメ筋（F_s）について推定する．活動している時間帯を四角で囲み，角度変化から判断して，求心性収縮の場合にはCC，等尺性収縮の場合にはIC，遠心性収縮の場合にはECと記載する．
7) 張力ベクトルを筋の停止部から起始部に向かって描く．この際，張力の大きさに従って長さを調節する．また，張力ベクトルには筋の略称を明記すること．
8) 運動方向（回転方向）に合わせて，モーメントの総合的な作用方向を描く．

【分析のポイント】

支持基底面の変化する全身運動である．次章の主題となるが，バランスの保持は運動の拘束条件として運動パターンに影響する．立ち上がり動作では，開始姿勢である端座位と終了姿勢である立位では支持基底面が変化するため，それが拘束条件として作用する．端座位では，殿部から足部にかけて体重を支持している広い面が存在し，立位になると足部のみが体重を支持する面になる．殿部離床した際に，体重心にほぼ等しいF_{g3}のベクトル線が足部に落ちていることを確認する．

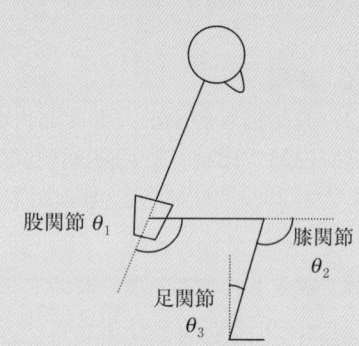

演習 3-9　立位から椅子への着座動作の分析（立位⇒端座位：ゆっくり）

1　運動課題および条件
1) 観察対象となる基本面：矢状面
2) 速度条件：ゆっくり
3) 開始肢位：自然立位
　　　　　　上肢は肘関節屈曲位にて交差させ前胸部で固定
4) 運　　動：椅子への着座
5) 終了肢位：端座位

2　手順
1) 股関節角度（θ_1），膝関節角度（θ_2），足関節角度（θ_3）の基準を設定する．
2) 殿部着床を境界として5相に区分し，関節運動の切り替わりに着目して適切な名称をつける（2つの静止相を入れて）．
3) 頭部，体幹，骨盤，大腿，下腿，足部の線画を相ごとに描く（5つの線画を描く）．
4) 設定した関節角度の時間変化を線で描く．
5) HATの重心を作用点としてHATの重力ベクトル（F_{g1}）を描く．次に，HATと大腿の重心を合成し，それを作用点としてHATと大腿の重力ベクトル（F_{g2}）を描く．さらに，HAT，大腿，下腿の重心を合成し，それの重力ベクトル（F_{g3}）を描く．それぞれのベクトルは別の画に描くと見やすい．
6) F_{g1}による重力モーメントを手がかりとして，股関節の肢位保持および運動に必要な筋活動を，腸腰筋（F_{il}），大殿筋（F_{gm}）について推定する．また，F_{g2}による重力モーメントを手がかりとして，膝関節の肢位保持および運動に必要な筋活動を，内側広筋（F_{vm}），大腿二頭筋短頭（F_{bi}）について推定する．さらに，F_{g3}による重力モーメントを手がかりとして，足関節の肢位保持および運動に必要な筋活動を，前脛骨筋（F_{ta}），ヒラメ筋（F_s）について推定する．活動している時間帯を四角で囲み，角度変化から判断して，求心性収縮の場合にはCC，等尺性収縮の場合にはIC，遠心性収縮の場合にはECと記載する．
7) 張力ベクトルを筋の停止部から起始部に向かって描く．この際，張力の大きさに従って長さを調節する．また，張力ベクトルには筋の略称を明記すること．
8) 運動方向（回転方向）に合わせて，モーメントの総合的な作用方向を描く．

【分析のポイント】
　速度条件がゆっくりである場合には，演習3-8と同様にバランスの保持が拘束条件として運動パターンに影響する．バランスを安定させた状態で重心を下降させるときの運動パターンを観察すること．殿部着床する直前まで，体重心にほぼ等しいF_{g3}のベクトル線が足部に落ちていることを確認する．

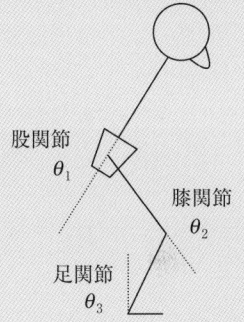

第4章　バランス制御と筋活動

1　運動・動作とバランス

　バランスは，身体運動学では安定性や姿勢制御のような学術用語とも互換的に用いられている．動作をなし遂げるにあたって，運動とバランスは不可分の関係にある．歩行をみても，目標の場所へ移動することが目的であり，途中で倒れては目的を達成できない．座位での食事動作にしても，ご飯やおかずを口へ運び，咀嚼することが目的であり，座っていて手を持ち上げたときに倒れてしまっては動作が成立しないのである．その意味で，目的をもった動作をなし遂げるにはバランスが保たれていることが必要条件となる．その意味で，動作を観ることはバランス能力を観ていることでもあり，運動・動作分析はバランス能力の評価にもつながるのである．

　ここでは，バランスの保持を力学的に理解することを目的として，荷重関節における力学的平衡，さらには全身運動におけるバランス制御の状態を観察により理解する．

2　姿勢の定義とバランスの分類

1) 姿勢の定義

　第1章で姿勢は体位と構えから定義できることを説明した．元来，ある程度の時間は不動の状態で維持される身体像が姿勢（静的姿勢 static posture）として扱われてきた．これに対して，運動中の瞬間的な身体像を動的姿勢（dynamic posture）とよぶことがある．運動療法においては静的姿勢を，臥位（lying），座位（sitting），膝立ち位（kneeling），立位（standing），懸垂位（hanging）の5つの基本的体位に分類する．また，それらの亜型として，日常的に静止した状態を保つことの多い構えに対して固有名称を与える（図4-1）．姿勢は文化によって多様であり，相撲の力士が取り組み前にとる蹲踞（そんきょ）のように東洋ではよく見られる姿勢でも，西洋ではあまり見られない姿勢もある．

2) 姿勢の評価：構えとアライメント

　姿勢の評価には構えとアライメント（alignment, 配列）を観察する方法がある．構えは隣接する体節のなす角度で表現でき，いわば線による評価といえる．一方，アライメントは点による評価といえる．各基本面における骨指標（点）の空間的位置関係によって姿勢を表現するものである（図4-2）．たとえば，膝関節内反変形を呈する患者の立位姿勢を評価する場合，構えとして表現すると少なくとも3つの角度が必要であるのに対して，アライメントによる表現では3点もしくは4点の順序を示すだけですむ．アライメントでは量的には示すことは難しいが，簡便さという点では有用である．

3) バランスの分類

　バランスは，静的バランスと動的バランスに分類される．ただし，それぞれの定義については一定の見解は得られていない．ここでは，静的バランスを「支持基底面を変化させることなく重心の位置を一定に保持すること」，動的バランスを「支持基底面を目的に対応させて設定し，重心の位置を目的の位置へ移動させること」と定義する．静的バランスも動的バランスも能動的な身体運動におけるバランスであり，これに受動的な外乱に対するバランスを考慮する．

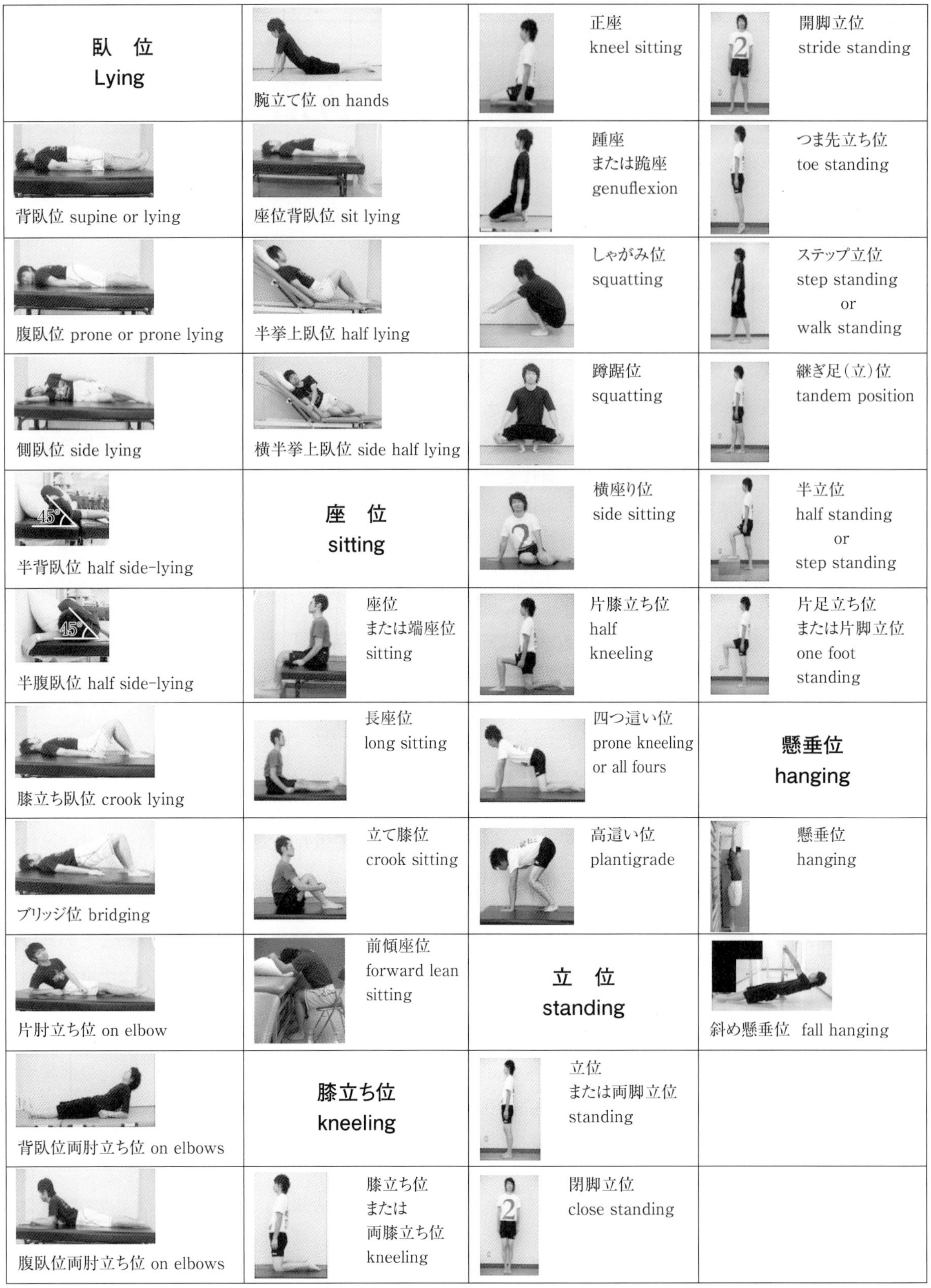

臥位 Lying		腕立て位 on hands		正座 kneel sitting		開脚立位 stride standing
	背臥位 supine or lying		座位背臥位 sit lying		踵座 または跪座 genuflexion		つま先立ち位 toe standing
	腹臥位 prone or prone lying		半挙上臥位 half lying		しゃがみ位 squatting		ステップ立位 step standing or walk standing
	側臥位 side lying		横半挙上臥位 side half lying		蹲踞位 squatting		継ぎ足(立)位 tandem position
	半背臥位 half side-lying	座位 sitting			横座り位 side sitting		半立位 half standing or step standing
	半腹臥位 half side-lying		座位 または端座位 sitting		片膝立ち位 half kneeling		片足立ち位 または片脚立位 one foot standing
	膝立ち臥位 crook lying		長座位 long sitting		四つ這い位 prone kneeling or all fours	懸垂位 hanging	
	ブリッジ位 bridging		立て膝位 crook sitting		高這い位 plantigrade		懸垂位 hanging
	片肘立位 on elbow		前傾座位 forward lean sitting	立位 standing			斜め懸垂位 fall hanging
	背臥位両肘立位 on elbows	膝立ち位 kneeling			立位 または両脚立位 standing		
	腹臥位両肘立位 on elbows		膝立ち位 または 両膝立ち位 kneeling		閉脚立位 close standing		

図 4-1 固有名称を与えられた姿勢のまとめ（同じ姿勢でも別のよび方もあることに注意）

θ_1：股関節外転角度

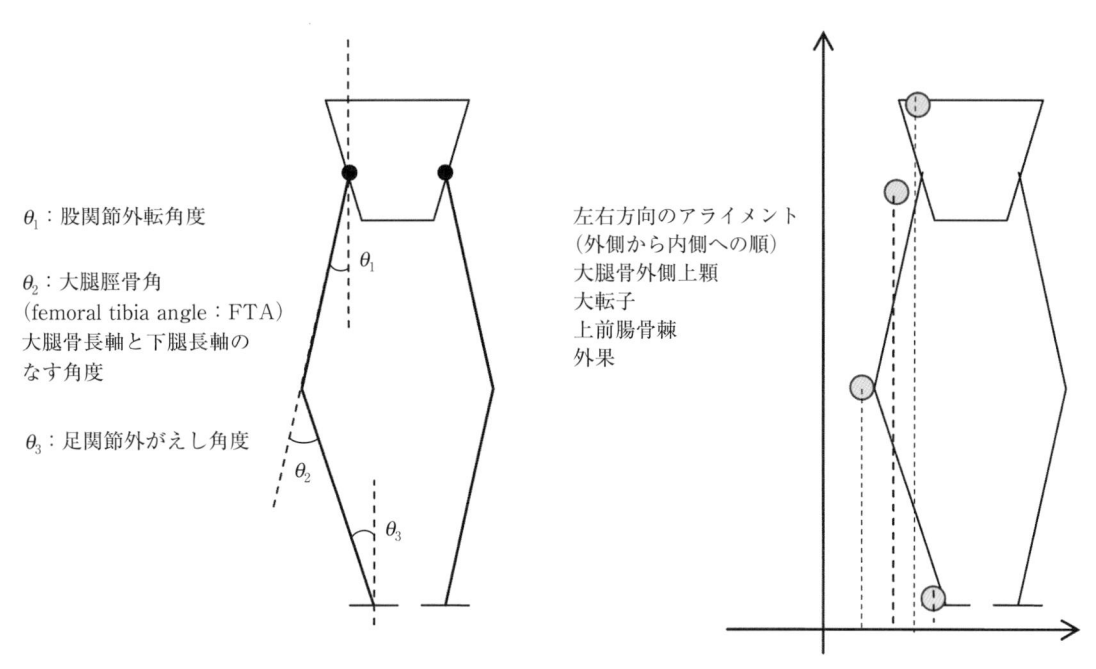

θ_2：大腿脛骨角
（femoral tibia angle：FTA）
大腿骨長軸と下腿長軸の
なす角度

θ_3：足関節外がえし角度

左右方向のアライメント
（外側から内側への順）
大腿骨外側上顆
大転子
上前腸骨棘
外果

図4-2 構えとアライメントによる姿勢の評価（膝関節内反変形の例）

コラム4　バランス制御に関する理論

1）反射階層理論（reflex-hierarchical theory）

姿勢制御における反射と中枢神経系における階層構造については，除脳動物の実験によって発展してきた．階層性の概念を築いたのはH. Jacksonであり，その後，C. S. SherringtonやR. Magnusによって神経生理学的な発展を遂げた．R. Magnus（1926）は延髄動物に起こる局所や全身の姿勢保持を体位反射（attitudinal reflexes）とよんだ．また，反射を起こす入力と出力の関係から，体位反射を，局在性（local attitudinal reflexes），体節性（segmental attitudinal reflexes），汎在性（general attitudinal reflexes）に分類した．さらに，視床動物および中脳動物では，体位反射のほかに立ち直り反射（righting reflexes）が出現することを確認し，入力と出力の関係からそれらを5つに分類した（**表4-1**）．後に，M. Monnier（1970）は，体から起こる立ち直り反射を1つにまとめて4分類とし，現在はその分類が広まっている．さらに，R. MagnusとGGJ. Rademaker（1980）は，前庭迷路系への刺激に対する反射を平衡運動反射（statokinetic reflexes）として分類した．平衡運動反射には傾斜反応（tilting reactions）と防御反応（protective reactions）がある．神経生理学による知見と臨床における観察による知見を統合して現在の反射階層理論がある．すなわち，下位の階層に伸張反射と緊張性頸反射を位置づけ，それらが中位の階層にある立ち直り反応やさらに高位の階層にある平衡速動反応によって抑制・統合されると考える（**図4-3**）．

表4-1 姿勢調節に関わる反射・反応

体位反射（姿勢反射）	立ち直り反射	平衡反応（平衡速動反応）
1）局在性体位反射 　伸張反射 　陽性支持反射 　陰性支持反射 　跳び直り反応（hopping reaction） 2）体節性体位反射 　交叉性伸展反射 　交叉性屈曲反射 　かたより反応（シーソー反応） 　足踏み反応（stepping reaction） 3）汎在性体位反射 　緊張性頸反射（対称性，非対称性） 　緊張性迷路反射	1）迷路から起こり頭部に作用する 　立ち直り反射 2）体から起こり頭部に作用する 　立ち直り反射 3）頭部から起こり体幹に作用する 　立ち直り反射 4）体から起こり体に作用する 　立ち直り反射 5）眼から起こり頭部に作用する 　立ち直り反射	1）傾斜反応 2）防御反応 　　上肢保護伸展反応 　　背屈反応など 3）かたより反応 4）皮質性反射

図4-3 反射階層理論の概念図

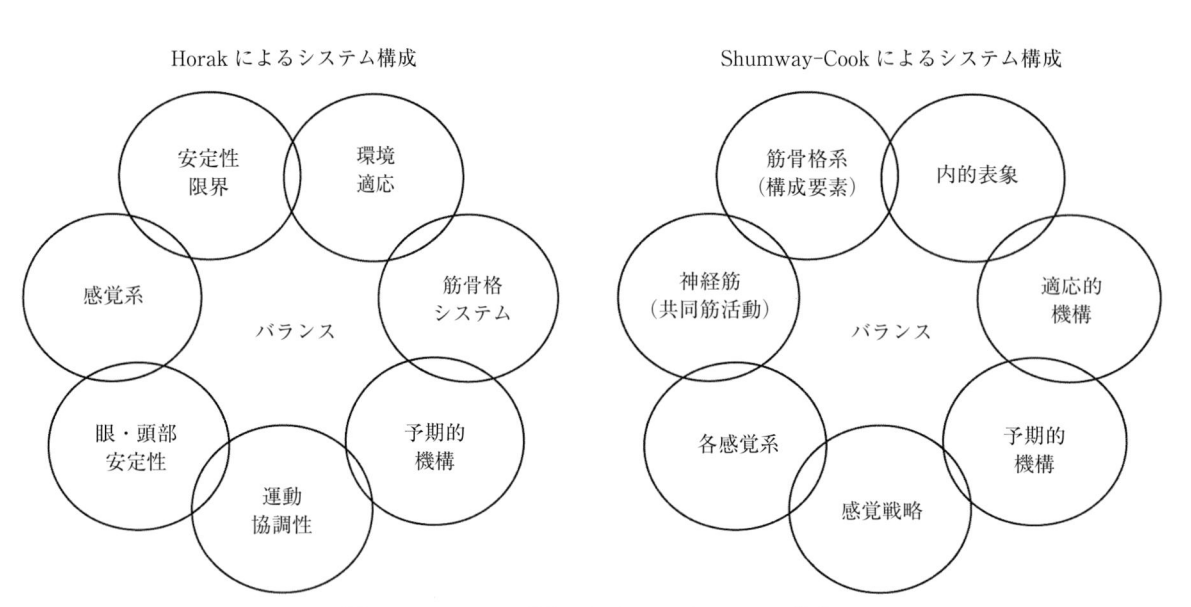

図4-4 システム理論におけるサブシステム構成

2）システム理論（systems theory）

システム理論の基礎は，旧ソ連の運動生理学者である N. Bernstein（1967）によって作られたとされている．システム理論は，感覚情報が刺激の検出のみならず，重心の位置と環境特性の内的表象を生みだすものとして，反射階層理論と一線を画すものとされている．また，システム理論はいくつかのサブシステムによって構成されることを特徴とする．FB. Horak（1989）は，姿勢調節機構のサブシステムを，安定性限界，環境適応，筋骨格システム，予期的機構，運動協調性，眼・頭部安定性，感覚系とした（**図4-4**）．運動制御におけるシステム理論から発展させ，バランス制御にもシステム理論を導入したのである．反射階層理論との違いは，特定の刺激に対する出力としての姿勢を考えるのではなく，さまざまな刺激，環境の変化に応じて身体機能を認知し，適切な運動戦略（**図4-5**）によって姿勢が保持されるという点である．A. Shumway-Cook（2001）は，バランス保持に関わる個人の身体機能を，知覚（perception），認知（cognition），行動（action）の3つに分類し，そのうえでバランスを保持するためのサブシステムを定義している．知覚に関わるシステムとしては個々の感覚系・感覚戦略・内的表象，認知に関わるものとしては適応的機構・予期的機構，行動に関わるものには筋骨格系（構成要素）・神経筋（共同筋活動）をあげている（**図4-4**）．

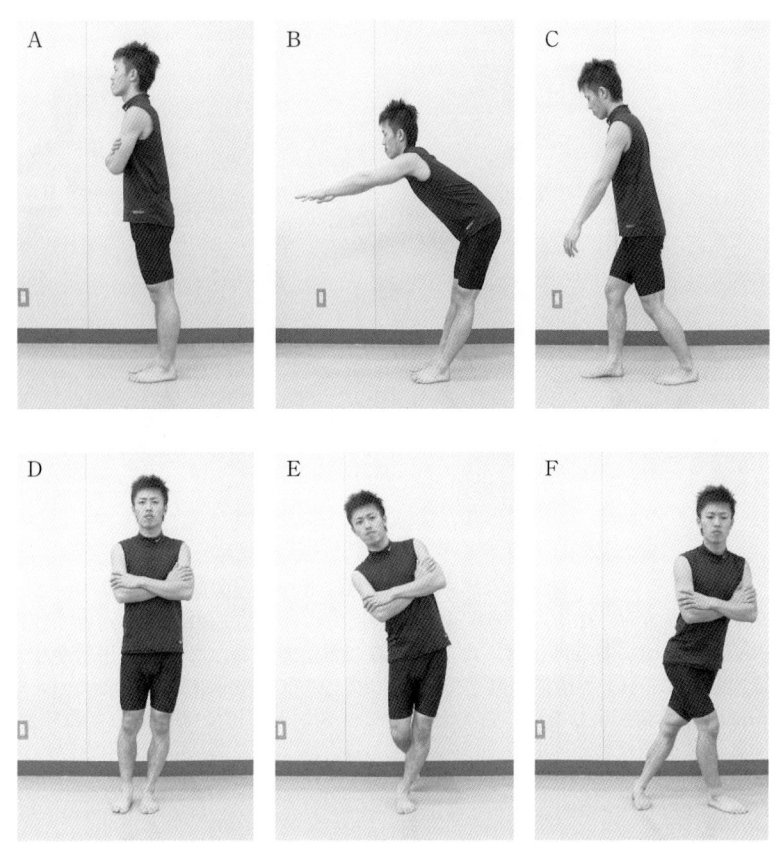

図 4-5 矢状面と前額面における運動戦略
A・D：足関節戦略，B・E：股関節戦略，C・F：ステップ戦略．これらに加えて，吊橋でバランスを崩しそうになったときに，しゃがみ込んで重心位置を低くしてバランスを安定させようとするような垂直戦略（vertical strategy）がある．

3 バランスの力学的理解

1) 力学における平衡

　バランスは最終的には力学的な平衡を意味しており，バランス改善の運動療法を検討するにあたり，運動力学的基礎を理解することは重要である．例として**図 4-6**に示すような立位姿勢の保持を考えてみると，股関節では，頭部・上肢・体幹（head, arm and trunk：HAT）の重量による屈曲モーメントと釣り合うように筋張力によって伸展モーメントを生みだす必要がある（回転モーメントの釣り合い）．加えて，重量と筋張力の和に等しい関節反力が作用する（力の釣り合い）．同様に，膝関節・足関節においては，各関節から上部の身体重量によるモーメントと釣り合うような反対方向のモーメントを必要とする．そして，最後には床反力と体重との関係によって身体全体の動きが決まる．力はベクトル（向きと大きさをもつ）なので合力として表現でき，体重の合力は体重心（center of gravity：COG）を，床反力の合力は圧中心（center of pressure：COP）を作用点として働くとすると，これら2つの力の釣り合いで身体全体の運動が決まる．

　テーブルなどが安定して置かれている状態では，このように重心線と床反力の作用線が一致している．ところが，ヒトの場合にはこのようなことはありえず，微細にではあるが，健常者でも呼吸や心臓の拍動が外乱となって絶えず重心は変動し，バランスを維持するために圧中心も絶えず変動している．時間平均でみるならば，重力線と床反力の作用線がほぼ一致しているに過ぎない．この状態は掌に細い棒を立ててバランスをとっている状態に類似し，掌を前後左右に移動するのは圧中心の調整を示し，棒の揺らぎは重心動揺を示す．たとえば，健常成人における両脚立位では，左右方向の圧中心を左右下肢の荷重量で調整し，片脚立位では足関節の内がえし外がえしで調整していると考えられ

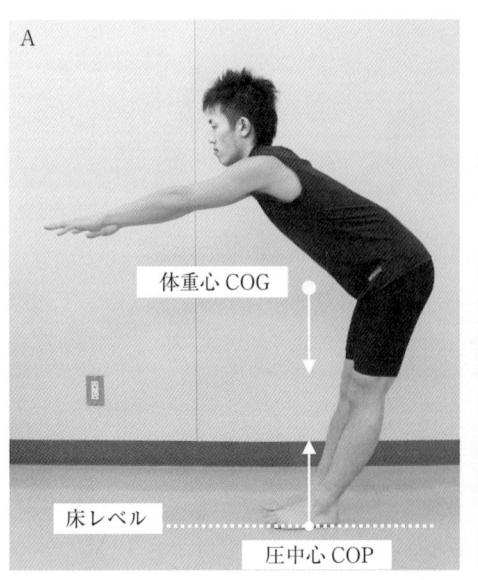

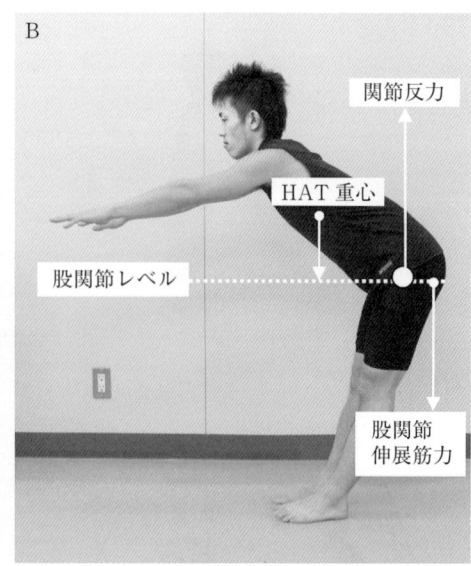

図4-6 静止立位における身体と関節の安定性
A：体重心（重力の作用点）と圧中心（床反力の作用点）の関係．両者の作用線が重なり同じ力で作用しているならばヒトは静止することができる．また，作用線がずれた場合にはヒトは回転する．B：各関節の高さで，それ以上の重力モーメントと筋モーメントが釣り合うならば関節運動が生じない．このとき，モーメントだけではなく力も釣り合う必要があり，関節軸上に関節反力が生じる．

る．また前後方向は，両脚立位，片脚立位とも足関節底背屈で調整していると考えられるのである．

2）重心，支持基底面および圧中心
①重心

第2章で説明したように，ある一塊の物体においてその重量がある1点にすべて集中していると仮定できるところを重心と決める．すなわち，どこからみても重心を境に左右の回転モーメントが等しく，その1点で重量を支持できるので，物体の全重量がそこに集中していると仮定することができる．ヒトの身体は関節運動によって自由に肢位を変えることができるので，関節から関節までの単位（体節）でまずは重心を求める．さらに各体節の重心からその中心（体重心）を求めることで，肢位が変化する運動中でも体重心を決定することができるようになる．

②支持基底面と安定性限界

支持基底面は，物体が床と接している面の外縁を最短距離で結んだものである．さらに厳密に定義するならば，外縁に任意の2点を選んでそれらを結んだ線分を考えたとき，どのような2点をとってもその線分が必ず含まれるような面といえる．ヒトが両脚立位をとっている場合には左右足底外側を含む面となり，直に床と接していなくとも両足の間も支持基底面となる．後述する圧中心が理論的に移動できる範囲に等しい（図4-7）．しかし，現実的には圧中心の移動可能な範囲は支持基底面の一部に限られ，この範囲を安定性限界という．

③圧中心

床上にある静止している物体の場合を考えてみると，その重量に等しい力で床と接触している面を通して床から逆方向に押されている（床反力）．床反力は重心と同様に1つの力（合力）として表現することができ，その合力の作用点が圧中心である（図4-8）．

4 重心，圧中心の関係

重心の床への投影点は完全に静止しているときにだけ圧中心と重なる．簡単な例として，鉛筆を立てることを考えてみる．鉛筆のおおよその重心の位置は，手で持ち上げてみて回転せずバランスのとれる点である（重心周りの回転モーメントはゼロだから）．これを，まずは鉛筆の平らなほうを下に

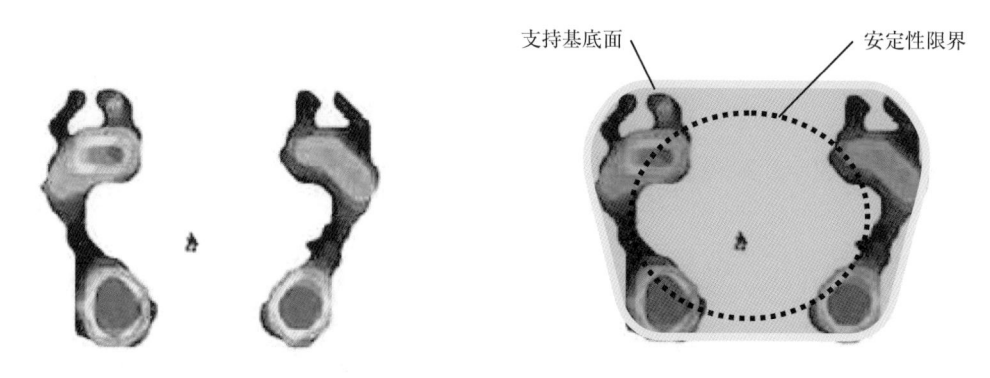

図 4-7 立位における足圧分布と支持基底面の関係
右側の図の網かけの部分が支持基底面になる．また，その範囲の中で圧中心が実際に移動できる範囲を安定性限界という（点線）．

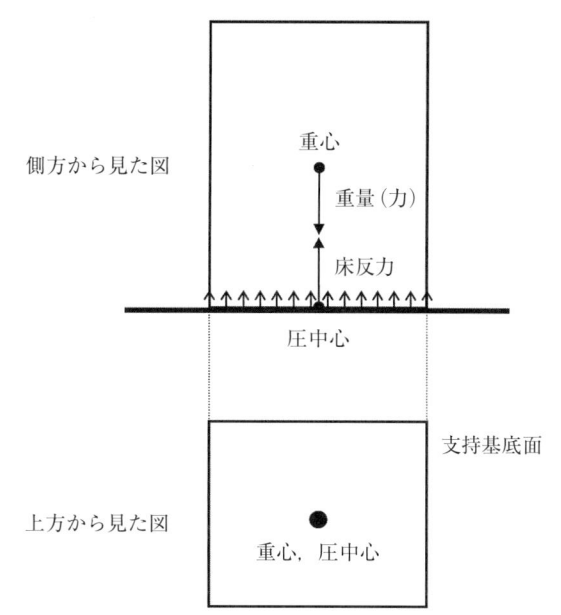

図 4-8 静物における重心と圧中心の関係

して机の上に立ててみる．このとき，もしも静止しているようならば，重力の働く方向（重心線）と床との交点は圧中心と一致する．そうでなければ回転運動が生じて倒れることになるからである．次に，少しだけ鉛筆を傾けて手を離してみると，鉛筆は倒れる．この場合には，重心線と圧中心はあきらかにずれることがわかる．物体が運動している状態では必ずしも重心線と圧中心は一致しないのである．

それでは，バランスをとるにはどうしたらよいであろうか．次のようなことを考えてみるとわかりやすい．鉛筆を掌に載せバランスをとるのである．その場合の重心の投影点と圧中心の位置を時間軸で示すと図 4-9 のようになる．

5 重心，圧中心，支持基底面の関係

鉛筆モデルで説明したように，バランスのとれた状態では，重心の床への投影点と圧中心がほぼ重なる．バランスがとれずに倒れる状態では，圧中心がもはや重心の投影点と重なりあえなくなっている．このように，バランスのとれた安定した状態を考える際には，圧中心と重心の支持面への投影点の関係が重要である．支持基底面は理論的に圧中心が移動できる範囲である．

次に外乱が生じたとき，たとえば立っているときに後ろから押された場合など，ヒトはどのように対応するのであろうか．バランス障害のないヒトが立っているとき，圧中心は狭い範囲で変動してい

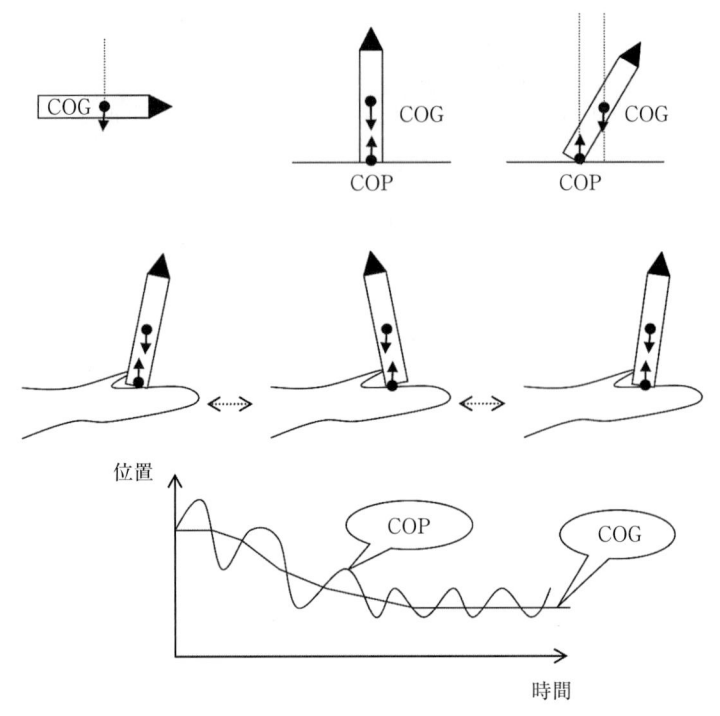

図 4-9　バランス制御における圧中心（COP）と重心（COG）の関係．

レベル1：圧中心を調節し重心を支持基底面内のある位置に保持できる
レベル2：重心を支持基底面内で適切に移動することができる
レベル3：支持基底面を適切に変えて重心を支持基底面内に保持しながら移動できる
レベル4：重心を支持基底面外で移動することができる
＊レベル1が静的バランスに，レベル2から4が動的バランスに相当する

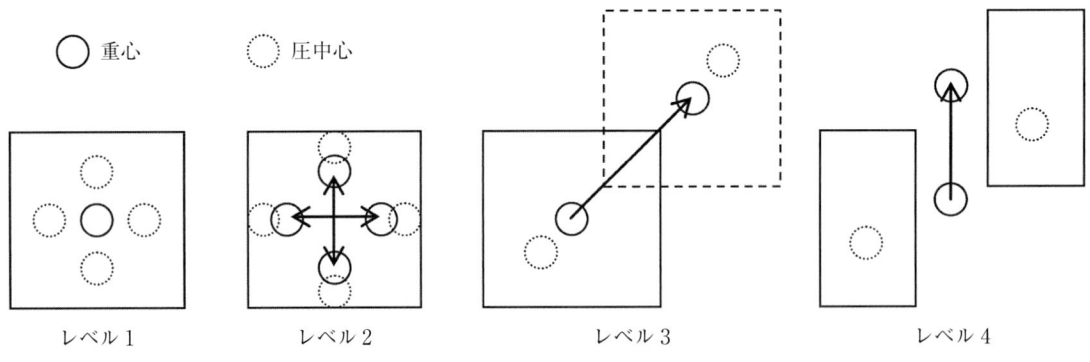

図 4-10　支持基底面，圧中心，重心からみたバランスの分類

る．マクロにみるとほとんど動いていないかのようである．それでは次に軽く肩を押してみると，体幹が崩れ重心が動揺する．バランスをとるためには圧中心も重心の投影点を追従して変動する．ここで，軽く押したくらいでは支持基底面を変化させなくとも対応できる．それではさらに強く押してみよう．するとあるところで重心の投影点が支持基底面を飛びだし，圧中心が重心の投影点と重なることができなくなる．そのまま放っておけば転倒する．そこでヒトは足を踏みだし，支持基底面を変化させ，圧中心が重心の投影点と重なり合えるように反応する．重心，圧中心および支持基底面の関係より，バランス機能のレベルを4段階に分類できる（図4-10）．

6　安定と不安定

　姿勢の安定性に関しては重心と支持基底面を要素として以下のことがいえる．支持基底面の広いほ

うが安定性はよい，重心位置の低いほうが安定性はよい．支持基底面が広いほうがより大きな重心の動揺に対応でき，重心の低いほうが同じ角度で傾斜しても重心の変位が小さいためである（図4-11）．幼児の運動発達では，背臥位から腹臥位，肘立ち位，長座位，四つ這い位，膝立ち位，高這い位，立位と支持基底面が徐々に狭くなり，重心位置は高くなる．これにより，発達は，安定した姿勢からより不安定な姿勢への適応であることがわかる．調節すべき関節が多くなり，運動の自由度が増すことも不安定性を高める要因であることは忘れてはならない．姿勢保持にとって不安定である条件のほうが，逆に重心移動は容易になる．健常成人においては重心移動の際，不安定性を積極的に利用していることがわかっている．すなわち，圧中心と重心線の距離を大きくすることにより，重力モーメントを大きく得ることができ，それを利用して効率のよい運動の開始や重心移動を行う．

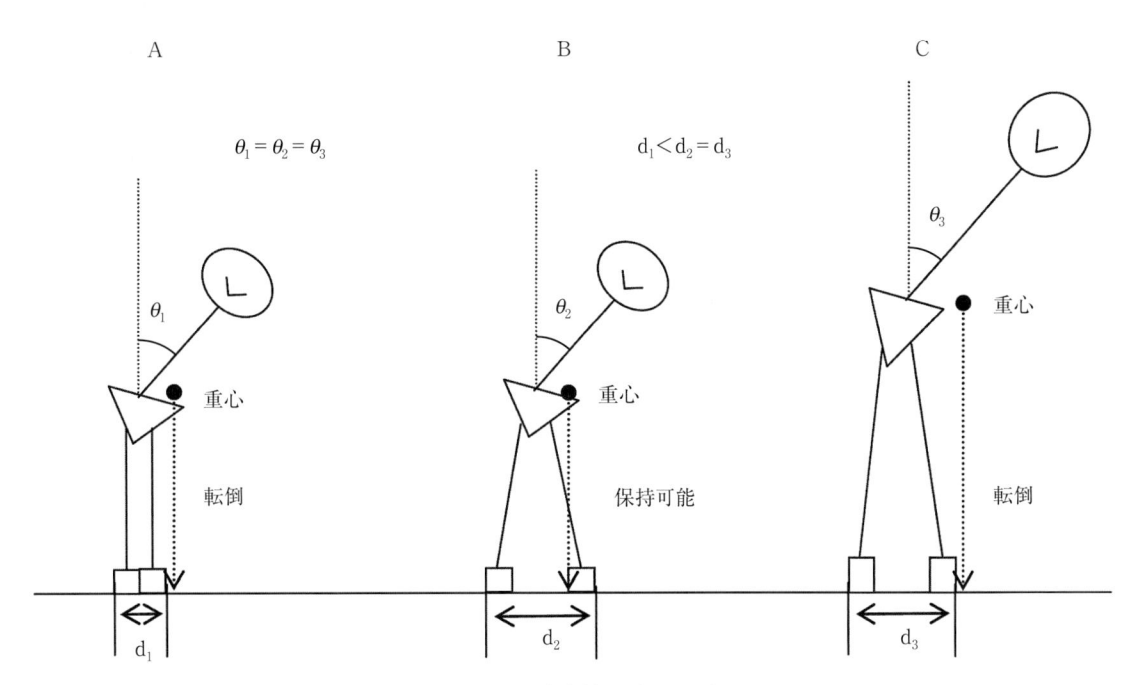

図4-11 不安定性を高める要因
AとBの比較：同じ体格のヒトが体幹を同じだけ側方傾斜させても，支持基底面の広いBは安定している．
BとCの比較：支持基底面が同じであっても身長が高く体重心の位置が高い場合には，同じだけ傾斜すると不安定になる．

コラム5　反射・反応と運動戦略の力学的理解

1）システム理論における運動戦略

立位において後方から軽く胸部を押された場合，足関節底屈筋群を働かせ，姿勢を大きく崩すことなく立位姿勢を保持できる．これは足関節制御により圧中心を適切に移動させ，重心位置の変化を最小限に防ぐ方法である（ankle strategy）．次に強く押され重心が前方へ移動する場合には，足関節による圧中心の移動だけでは保持は困難となり，重心そのものを後方へ戻す必要がでてくる（hip strategy）．さらに，支持基底面の外へ重心が出るほどに強く押された場合は，支持基底面を適切に変える必要性が生じる（stepping strategy）．それらの戦略に加えて，重心位置を低くすることにより力学的に安定な状態を作る戦略がvertical strategyである．

2）反射階層理論における力学的理解

片脚が軽く浮くような弱い外乱では，頸部および体幹が押されたほうとは逆に側屈する．これが立ち直り反応である．運動力学的にみるならば，体幹が大きく横に移動して重心の位置が支持基底面を飛びださないようにするための反応といえる．それでは，さらに強い外乱を与え，ステップしないように条件をつけたときにはどのようになるだろうか．すでに立ち直り反応でバランスをとることが不可能になった場合には，押されたほうの足を大きく上げる反応がみられる．これがカウンターバランスによる防御反応である．左右のモーメントを釣り合わせることで重心の投影点を支持基底面内に保持しようとするものである．

7　姿勢保持に関する筋活動の推定

　荷重関節では，注目する関節より上部の体節による重力モーメントを推定し，それに拮抗するモーメントを生みだすために必要な筋活動を推定する．例として，再度，立位において股関節屈曲し，体幹前傾させた状態での姿勢保持を考えてみる．**図 4-6** のように，この姿勢で股関節では HAT の重心位置が股関節の前方を通り，股関節屈曲モーメント（重力モーメント）を生みだしている．このままでは，HAT は前方へ回転運動をしてしまうので，股関節屈曲モーメント（重力モーメント）と等しい股関節伸展モーメント（筋モーメント）がなければ姿勢は保持できない．したがって，股関節伸筋群の筋活動が必要になると推定する．個別の筋をあげるならば，大殿筋およびハムストリングとなる．静的姿勢を保持しているので，筋収縮の様式は基本的に等尺性収縮となる．膝関節以下も同様に考えるとよい．

演習 4-1　立ち直り反応・平衡速動反応の観察

1　立ち直り反応
1) 姿　　勢：端座位（閉眼，足底接地）．
2) 口頭指示：「両足を床から離さず，倒れないように姿勢を保持してください」．
3) 操　　作：後方から左右腸骨稜を把持し，一側へゆっくりと足が上がる寸前まで傾斜させる．成人では倒れそうになる直前まで立ち直り反応が出現しないことがある．
4) 観察のポイント：頭部が垂直位を保持するように頸部・体幹を側屈することを観察する．

2　傾斜反応（閉眼）
1) 姿　　勢：四つ這い位（傾斜台上）．
2) 口頭指示：「倒れないように姿勢を保持してください」．
3) 操　　作：後方から傾斜台を操作，できるだけ速く傾斜台を回転させる．
4) 観察のポイント：傾斜に合わせて，上下肢の左右非対称な屈曲・伸展運動が生じることを観察する．

3　防御反応（開眼）
1) 姿　　勢：片脚立位．
2) 口頭指示：「ジャンプせずに姿勢を保持してください」．
3) 操　　作：後方から前方に向かって胸部を適当な強さで押す．
4) 観察のポイント：バランスを保持するために下肢を後方へ挙上することを観察する．

4　踏み直り反応（閉眼）
1) 姿　　勢：閉脚立位．
2) 口頭指示：「今から押しますので倒れないようにしてください」．
3) 操　　作：前方から後方に向かって胸部を適当な強さで押す．
4) 観察のポイント：下肢の運動（支持基底面の変化），ステップする前に防御反応である上肢の前方への挙上と足関節の背屈運動（背屈反応）が生じることを観察する．

この演習の動画・静止画，演習シート，解答例はありません．

演習 4-2　姿勢における支持基底面の観察

1　観察対象とする姿勢：8種類
1）背臥位
2）両肘立ち位
3）四つ這い位
4）膝立ち位
5）右前方の片膝立ち位
6）閉脚立位
7）右片脚立位
8）端座位（背もたれのない椅子に腰掛ける）

2　手順
1）上段に側方から見た線画を描く．
2）下段には，上方から観て身体と床が接している部分を○で描く．その際，上段の線画と寸法を合わせることに注意する．
3）2）で描いた床との接触面である各○の外縁を最短距離で結んで支持基底面を確定する．

【観察のポイント】
　背臥位から立位へ向かって順に支持基底面が狭くなることを確認する．そのことはバランスの課題としては難しくなることを示している．また，端座位では，矢状面でみると，床と接触している面が足部と殿部とで高さが違うが，上方から眺め水平面に投影して床と接触している面を同一のものとして観察する．この際，椅子と床の接触面に惑わされないようにする．

この演習の動画・静止画はありません．

演習 4-3　姿勢保持に関する筋活動の推定（端座位，両足底接地）

演習シート　CD-ROM（静止画）（解答例）

1　姿勢保持の課題
1) 基本姿勢⇒股関節 0° 屈曲位，体幹 0° 屈曲位
2) 体幹前傾位⇒股関節 120° 屈曲位，体幹 0° 屈曲位
3) 体幹後傾位⇒股関節 60° 屈曲位，体幹 0° 屈曲位
4) 体幹右側屈位⇒股関節 90° 屈曲位，体幹 30° 右側屈位

2　手順
1) 基本姿勢の線画を上段 1 列目に描き，下段 1 列目に姿勢保持のために活動している筋を推測して列挙する．ただし，体幹，股関節，膝関節に関わる筋のみを分析すること．また，個別の筋をあげるのではなく，ここでは股関節伸筋群のように，機能単位で示すことにする．最後に，推論したとおり筋活動が生じているのか，触診にて確認する．

【観察のポイント】
　頭部を支えている頸部および体幹においては，多関節からなっている脊柱より前方に質量があるため，端座位で力を抜くと頸部屈曲位，体幹屈曲位となり，靱帯などの張力によるモーメントと重力モーメントが釣り合ったところで止まる．基本的に，脊柱の生理的な彎曲を保つためには脊柱起立筋の活動は必要不可欠である．そのほかに，脊柱の生理的彎曲の調節には体幹腹筋群が腹圧による間接効果も含めて機能している．さらに，骨盤を適切な位置に保持するために，股関節屈筋群が作用している．これらを観察することから始める．一方，基本姿勢の場合には，HAT の重心線がほぼ股関節中心を通るので，股関節周囲に重力モーメントに拮抗するための強い筋活動はみられない．バランスを保持するために関節周囲筋の同時収縮または心拍動や呼吸運動による HAT 重心の微動に対応して不規則に筋活動が生じている．

2) 股関節 120° 屈曲位にて，体幹が前傾しているときの線画を上段 2 列目に描き，下段 2 列目に活動している筋を推測して列挙する．

【観察のポイント】
　姿勢保持のために二関節筋が活動したときに，保持を目的とする関節のみならずもう一方の関節にも作用する．それを制動するために別の筋活動が生じることもある．基本的には，HAT 重心線が股関節中心の前方にあるか後方にあるかで重力モーメントの作用方向を考え，それを手がかりとして筋活動を推論する．

3) 股関節 60° 屈曲位にて，体幹が後傾しているときの線画を上段 3 列目に描き，下段 3 列目に活動している筋を推測して列挙する．

【観察のポイント】
　HAT 重心線が股関節の後方にあることを手がかりにして筋活動を推測する．

4) 股関節 90° 屈曲位，体幹 30° 右側屈位にて，体幹が側屈しているときの線画を上段 4 列目に描き，下段 4 列目に活動している筋を推測して列挙する．

【観察のポイント】
　脊柱は胸椎椎間関節の動きが頸椎や腰椎に比べて小さく，側屈した際に胸腰椎移行部に可動性の変化をみてとれる．上部体幹（胸椎部）の重心線が下部体幹に対して左右に偏ると，下部体幹に側屈方向の重力モーメントがかかる．それを手がかりとして，左右脊柱起立筋，左右側腹筋群の筋活動に注目して観察する．

演習 4-4　姿勢保持に関する筋活動の推定（四つ這い位）

演習シート　CD-ROM（静止画）（解答例）

1　姿勢保持の課題
1) 基本姿勢⇒左右肩関節 90°屈曲位，90°水平屈曲位，左右肘関節 0°屈曲位，左右前腕 90°回内位，左右股関節 90°屈曲位，0°内外転位
2) 重心前方変位⇒左右肩関節 60°屈曲位，90°水平屈曲位，左右股関節 60°屈曲位，0°内外転位
3) 重心後方変位⇒左右肩関節 120°屈曲位，90°水平屈曲位，左右股関節 120°屈曲位，0°内外転位
4) 重心右方変位⇒右肩関節 90°屈曲位，105°水平屈曲位，右股関節 90°屈曲位，15°内転位
　　　　　　　　左肩関節 90°屈曲位，75°水平屈曲位，左股関節 90°屈曲位，15°外転位

2　手順
1) 基本姿勢の線画を上段 1 列目に描き，下段 1 列目に姿勢保持のために活動している筋を推測して列挙する．ただし，肩関節，肘関節，手関節，股関節，膝関節に関わる筋のみを分析すること．また，個別の筋をあげるのではなく，ここでは肩関節伸筋群のように，機能単位で示すことにする．最後に，推論したとおり筋活動が生じているのか，触診にて確認する．

【観察のポイント】
　床と接している左右手掌，左右下腿・足部のそれぞれから床反力が垂直方向に作用していると仮定する（4 本の床反力ベクトルを想定する）．この際，最も力がかかっていると思われる場所を圧中心とする．初めに側方から観察して，床反力ベクトルがそれぞれの関節中心の前後方向の位置関係から，重力モーメントの作用方向を推測し，姿勢保持に必要な筋活動を推測する．次に，水平面で観察し，床反力ベクトルを手がかりとして姿勢保持に必要な筋活動を推測する．

2) 体重心が前方変位しているときの線画を上段 2 列目に描き，下段 2 列目に活動している筋を推測して列挙する．

【観察のポイント】
　初めに矢状面で観察する．基本姿勢と違い，肩関節中心と床反力ベクトルとの距離が長くなっていることを確認する．股関節も同様である．

3) 体重心が後方変位しているときの線画を上段 3 列目に描き，下段 3 列目に活動している筋を推測して列挙する．

【観察のポイント】
　重心前方変位と同じ視点で観察する．しかし，筋活動は前方変位とは異なることを意識して推測する．

4) 体重心が右方変位しているときの線画を上段 4 列目に描き，下段 4 列目に活動している筋を推測して列挙する．

【観察のポイント】
　2）3）とは異なり，左右非対称の筋活動を必要とする．

演習 4-5　姿勢保持に関する筋活動の推定（膝立ち位）

1　姿勢保持の課題
1) 基本姿勢⇒体幹は垂直に保持，左右股関節 15° 屈曲位，0° 内外転位，左右膝関節 105° 屈曲位
2) 体幹前傾位⇒体幹を前傾，左右股関節 30° 屈曲位，0° 内外転位，左右膝関節 105° 屈曲位
3) 体幹後傾位⇒体幹を後傾，左右股関節 0° 屈曲位，0° 内外転位，左右膝関節 105° 屈曲位
4) 重心右方変位（骨盤を右方へ水平移動させるように）⇒体幹は垂直に保持，右股関節 15° 屈曲位，15° 内転位，右膝関節 105° 屈曲位，左股関節 15° 屈曲位，15° 外転位，左膝関節 105° 屈曲位

2　手順
1) 基本姿勢の線画を上段 1 列目に描き，下段 1 列目に姿勢保持のために活動している筋を推測して列挙する．ただし，頸部，体幹，股関節，膝関節に関わる筋を分析すること．また，個別の筋をあげるのではなく，ここでは股関節伸筋群のように，機能単位で示すことにする．最後に，推論したとおり筋活動が生じているのか，触診にて確認する．

【観察のポイント】
　前額面における観察では，床と接している左右下腿・足部のそれぞれから床反力が垂直方向に作用していると仮定する（2 本の床反力ベクトルを想定）．この際，最も力がかかっていると思われる場所を圧中心とする．初めに側方から観察して，床反力ベクトルがそれぞれの関節中心の前後方向の位置関係から，重力モーメントの作用方向を推測し，姿勢保持に必要な筋活動を推測する．

2) 体幹前傾したときの線画を上段 2 列目に描き，下段 2 列目に活動している筋を推測して列挙する．

【観察のポイント】
　矢状面での観察が中心となる．基本姿勢と違い，股関節中心と床反力ベクトルとの距離が長くなっていることを確認する．

3) 体幹後傾したときの線画を上段 3 列目に描き，下段 3 列目に活動している筋を推測して列挙する．

【観察のポイント】
　重心前方変位と同じ視点で観察する．

4) 体重心が右方変位しているときの線画を上段 4 列目に描き，下段 4 列目に活動している筋を推測して列挙する．

【観察のポイント】
　2) 3) とは異なり，左右非対称の筋活動を必要とする．

演習 4-6　姿勢保持に関する筋活動の推定（立位）

1　姿勢保持の課題
1) 基本姿勢（自然立位）
2) 体幹前傾位（股関節 60°屈曲位）
3) 体幹後傾位（股関節 10°伸展位）
4) 重心右方変位（右股関節 15°内転位，左股関節 15°外転位）

2　手順
1) 基本姿勢の線画を上段1列目に描き，下段1列目に姿勢保持のために活動している筋を推測して列挙する．ただし，頸部，体幹，股関節，膝関節，足関節に関わる筋を分析すること．また，個別の筋をあげるのではなく，ここでは股関節伸筋群のように，機能単位で示すことにする．最後に，推論したとおり筋活動が生じているのか，触診にて確認する．

【観察のポイント】
　矢状面での観察が中心である．スクワット動作を分析した場合と同様に，観察対象となっている関節より上部重量の重心線に注目し，それを手がかりとして筋活動を推測する．自然立位では上部重量の重心線は各関節中心よりわずかに前方を通ることが多い．

2) 体幹前傾したときの線画を上段2列目に描き，下段2列目に活動している筋を推測して列挙する．

【観察のポイント】
　矢状面での観察が中心となる．基本姿勢と比較して，股関節，膝関節，足関節の各関節中心に対してそれより上部重量の重心線は大きく前方に変位する．

3) 体幹後傾したときの線画を上段3列目に描き，下段3列目に活動している筋を推測して列挙する．

【観察のポイント】
　重心前方変位と同じ視点で観察する．股関節および膝関節に対して，それより上部重量の重心線は後方を通るようになる．

4) 体重心が右方変位しているときの線画を上段4列目に描き，下段4列目に活動している筋を推測して列挙する．

【観察のポイント】
　矢状面での観察が中心となる．膝立ちの場合と同様に，左右の足部にそれぞれ床反力を想定して，関節中心との関係を検討する．

演習 4-7　立位でのリーチ動作における重心位置の推定と支持基底面との関係

1　運動課題および条件
1) 観察対象となる基本面：矢状面
2) 速度条件：ゆっくり
3) 開始肢位：自然立位から右肩関節 90° 屈曲位，股関節 0° 内外転位の開脚立位
4) 運　　動：指先の高さを変えずに最大限前方へリーチ（ただし，踵を浮かせないこと）
　　　　　　　開始前，終了時に 2 つの静止相を入れること
5) 終了肢位：最大限前方へリーチした肢位

2　手順
1) 観察したリーチ動作を前後の 2 つの静止相を入れて 4 つに区分する．
2) 頭部，右上肢，体幹，骨盤，大腿，下腿，足部の線画を区分ごとに描く．
3) それぞれの線画において，HAT，大腿，下腿・足部の重心から体重心（COG）を合成し，記載する．この際，頭部・体幹と右上肢は分離せず，HAT として扱うこととする．
4) 各線画において，合成した COG から重心線を足底まで下ろす．
5) COG の前後方向の位置とリーチした指先の位置の関係を検討する．

【観察のポイント】
　観察の第 1 のポイントは，安定したリーチ動作では重心線が常に足底の支持基底面内にある点である．線画が正しく描けていれば，重心線は足底に落ちており，それを確認する．第 2 のポイントは，健常成人では COG の前方への移動量とリーチ長は相関すると考えられている．観察から十分な COG の前方移動が生じているか，それにともない十分に前方へリーチできているかどうか観察する．

第5章　起居動作の動作分析

1　臨床における起居動作の分析

　　　起居動作（背臥位から立位への過程）には多くの身体機能の要素が含まれている．ほとんどの関節運動が必要であり，しかも抗重力運動という特徴がある．また，バランス機能も十分でなければ動作は達成できない．起居動作は，新生児が生後1年間で立位をとるまでの運動発達を考えると理解しやすい．発達段階は二足歩行獲得のための重力との戦いであるが，重心の高さと支持基底面を適度に組み合わせながら，徐々に二足歩行に対応可能な運動機能とバランスを養っていくのである．

　　　臨床における起居動作の運動分析の目的をまとめると以下の2つに集約できる．すなわち，①起居動作は日常生活に不可欠な動作であり，不可能であればその要因を特定すること，②効率よく身体機能とバランス機能を評価することである．

2　起居動作における運動パターン

　　　背臥位から立位になるにはさまざまな運動パターンがあり，運動機能，バランス機能に応じて日常的に用いる運動パターンが決まる．起居動作を分析する場合には以下の2通りの方法がある．すなわち，①いつも行っている方法で実施するよう指示する方法，②運動パターンを指定して実施するよう指示する方法である．前者は日常で用いている起居動作そのものを評価することが目的であり，後者は検査者が分析対象とする運動機能やバランス機能を評価することが目的となる．

3　動作の捉え方

　　　起居動作はいくつかの単位動作が次々に行われる連続動作である．小児から大人の立ち上がり動作についてはVanSantのグループによる一連の研究がある．彼女らは健常成人の起き上がりパターンを，上肢，体幹，下肢のそれぞれについて4つから5つの構成成分に分類している（**表5-1**）．そのうえで，総合的に多く観察される3つのパターンを示している（**図5-1**）．起居動作を観察するにあたり，大まかな運動パターンを上肢，体幹，下肢の別に把握するとよい．また，中村（2003）による立ち上がりの経路図（**図5-2**）は，単位動作を把握するうえで簡便である．

4　単位動作への分解と関節運動の観察

　　　一連の動作の運動パターンをつかんだのち，起居動作を単位動作へ分解して，再び観察を行う．背臥位から長座位までの起き上がり動作では，体幹の運動機能を観察することができる．長座位から膝立ち位までの立ち上がり動作では主に股関節の運動機能を，膝立ち位から立位までの立ち上がり動作では，さらに膝関節と足関節の運動機能を主に観察することができる．たとえば，健常成人男性では，背臥位から長座位までの起き上がり動作では，左右対称性の頸部・体幹屈曲運動で起き上がることが多い．しかし，高齢者になり，体幹筋力，とくに腹筋群の筋力低下が生じると，非対称性で片肘立ち位を経由するパターンをとるようになる．以上のように，臨床では単位動作に分解し，特定の機能を評価することが行われている．

表 5-1 背臥位からの立ち上がりにおける上肢，体幹，下肢の使い方（健常成人）

A. 上肢の使い方

カテゴリー	定　義	発現率
①押しとリーチから左右対称性の押し*	片手を骨盤側方の支持面に置く．もう一方の上肢は体を越えてリーチし，支持面に手をつく．その後，両手で肘関節伸展位になるまで支持面を押す．さらに，両上肢を浮かせてバランスの保持に用いる．	12.2%
②押しとリーチ	片手を骨盤側方の支持面に置く．もう一方の上肢は運動を通してバランスの保持に用いる．支持面に置いている上肢は手で支持面を押した後，バランスの保持に用いる．	27.5%
③左右対称性の押しから押しとリーチ	両手をそれぞれ骨盤側方の支持面に置く．両手で支持面を押して，体幹を前方へ起こす．その後，初めに片手のみリーチしてバランスの保持に用いる．さらにもう一方の手をリーチしてバランスの保持に用いる．	10.6%
④左右対称性の押し	両手をそれぞれ骨盤側方の支持面に置く．両手で支持面を押して，体幹を前方へ起こす．その後，左右同時にリーチして，バランスの保持に用いる．	46.6%
⑤左右対称性のリーチ	両上肢とも前方へリーチして体幹を誘導し，運動を通してバランスの保持に用いる．	3.1%
合　計		100.0%

*体幹を180°回転させるような場合に見られる

B. 体幹の使い方

カテゴリー	定　義	発現率
①180°回転かつ腹部非接地	頭部・体幹を屈曲して一方へ回旋する．腹側が床面を向くまで回転させる．ただし，腹部を床面には接触させない．それから骨盤は肩甲帯の高さかそれより上に挙上させる．この姿勢から垂直へ脊柱を伸展する．ここでは，体幹の回旋を伴う場合と伴わない場合がある．	14.4%
②部分的な回転	頭部・体幹を屈曲回旋し，体幹を垂直線からわずかに前方へ傾斜させ，体幹の側面を床面へ向けた姿勢となる．この姿勢から体幹を伸展し垂直になる．ここでは，体幹の回旋を伴う場合と伴わない場合がある．	19.7%
③左右対称性の屈曲運動から回旋運動	頭部・体幹の左右対称の屈曲から始まる．ただし，途中で回旋運動または回旋を伴う伸展運動へ変わる．その後，頭部・体幹が垂直線の前方に位置するようになるまで運動が続く．最後に体幹を回旋する場合もある．	19.7%
④左右対称性の屈曲運動	頭部・体幹を左右対称に垂直線を越えるところまで屈曲運動によって移動する．その後，左右対称に直立位まで体幹を伸展する．	46.2%
合　計		100.0%

C. 下肢の使い方

カテゴリー	定　義	発現率
①片膝立ち	両下肢を体幹のほうへ引き寄せる．この際，一方の下肢を交差させ，その足と対側の大腿部は支持面に接地している．体を回転させ片膝立ち位になる際に，荷重部を大腿から膝に移す．その後，膝をついている下肢を伸展するようにして対側の足に荷重を移す．	15.9%
②左右非対称性のスクワット	一側または両下肢を体幹のほうへ引き寄せる．非対称性に，または一方の下肢を交差させて両足底を支持面に付ける．両下肢（もしくは一側下肢が伸展位で保持されていた場合は一側下肢）で押して伸展位とする．非対称的な位置関係は下肢伸展時に分回しまたはステッピングによって修正される．	40.9%
③ステップを伴う左右対称性のスクワット	両下肢を同時に，そして対称に屈曲し，両足底を支持面に接地する．下肢を伸展する前または伸展の最後に，ステッピングかホッピングによって足底の位置を調節する．	16.9%
④左右対称性のスクワット	両下肢を対称に屈曲し，殿部に踵を付ける．荷重部を殿部から足部に移して，その後，下肢を垂直に伸展する．	26.3%
合　計		100.0%

VanSant（1988）による

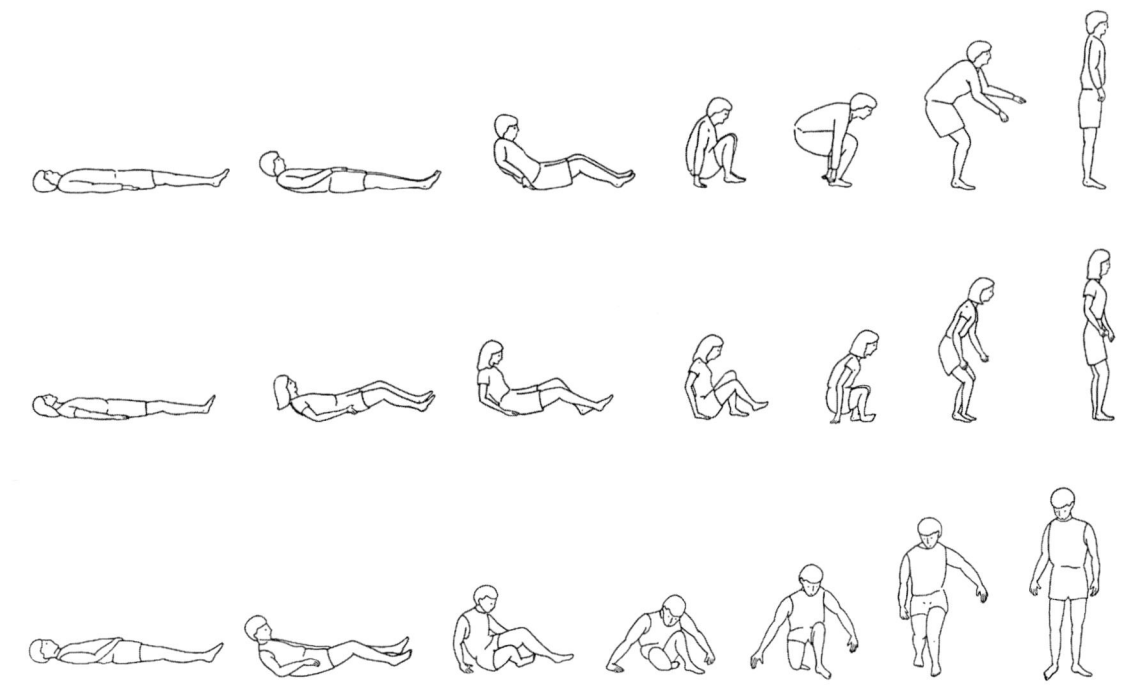

図 5-1　日常においてよく観察される床からの立ち上がりパターン（VanSant　1980）

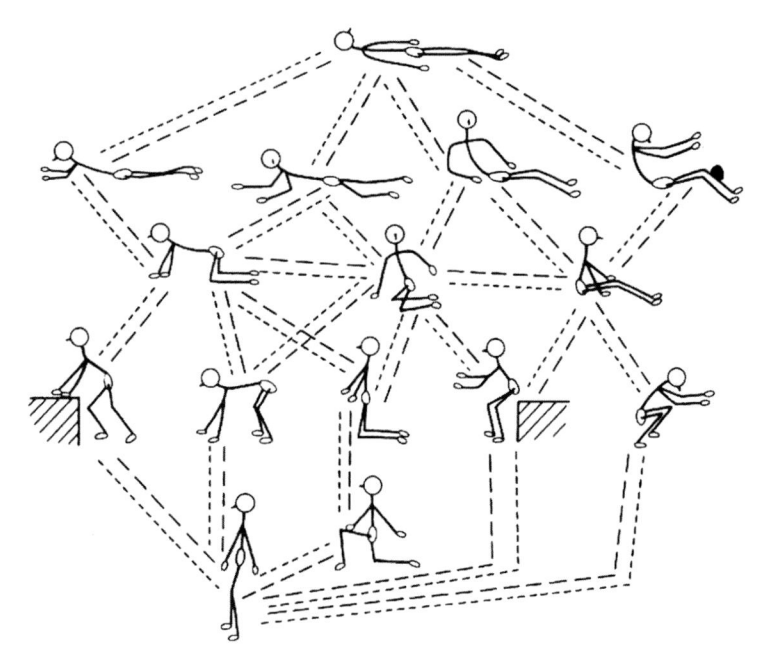

図 5-2　立ち上がり動作における動的姿勢の経路図（中村　2003）

5　起居動作とバランス

　　第4章でも説明したが，重心が高くなり支持基底面が狭くなることは不安定性を高めることにつながる．したがって，起居動作を観察し分析することは，バランス能力を評価していることにもつながる．とくに，一連の起居動作のなかで，バランスを保持するために生じている運動のあることに注目することが重要である．たとえば，四つ這い位から膝立ちに位になる場合，股関節および膝関節の屈曲が初期に生じ，その後，伸展運動へ転じる．この初期の屈曲運動は重心を次の姿勢の支持基底面内に移動する役割を担っている．起居動作は背臥位の低い重心位置から立位の高い重心位置への重心移動が目的（運動課題）であるが，その際，直線的に重心移動することはバランス保持の観点からも困難であり，効率とバランスの両者の折り合いが必要となる．

演習 5-1　背臥位からの立ち上がり動作のパターン分析（表 5-1 参照）

1　運動課題
1) 開始肢位：背臥位
2) 終了肢位：立位
3) 口頭指示：「立ち上がってください」

2　手順
1) 指定された動作を 5 回繰り返させ，表 5-1（p.50）を用いて，上肢，体幹，下肢の順にパターンを分類する．表 5-1 につけた番号を記載する．
2) 自然な立ち上がりでも，パターンに変化があるかどうかを検討する．

【観察のポイント】
　初めに一連の起居動作を観察する．5 回の観察を繰り返す前に，十分にパターンを判断するための練習を行うとよい．

演習 5-2　背臥位から腹臥位への寝返り動作の分析

1　運動課題
1) 開始肢位：背臥位
2) 終了肢位：腹臥位
3) 口頭指示：「うつ伏せになってください」

2　手順
1) 観察：対象者の日常的なパターンについて運動分析を行う．背臥位から腹臥位までを 3 相に分ける．このとき，動作が一連の流れで行われ，相分けする必要がなくとも便宜的に 3 区分する．
2) 上段の左欄には開始肢位を線画で描き，右欄には終了肢位を線画で描く．
3) 中段には各相における関節運動を記載する．連続する線画の変化を運動として捉えるとよい．上から下に向かって，時間の経過に沿って記載すること．
4) 下段には重要な筋活動を記載する．上から下に向かって，時間の経過に沿って記載すること．
5) 最後に，被験者に開始肢位をとらせ，観察者が中段に記載した関節運動を読みあげる．被験者は指示された関節運動を行い，実際に動作が再現されることを確認する．

【観察のポイント】
　起居動作に関連する動作を観察する．体幹の重要な機能である回旋運動が十分に出ているか観察する．

演習 5-3　背臥位から長座位への起き上がり動作の分析

1　運動課題
1) 開始肢位：背臥位
2) 終了肢位：長座位
3) 口頭指示：「起き上がって，足を伸ばして座ってください」

2　手順
1) 観察：対象者の日常的なパターンについて運動分析を行う．背臥位から長座位までを3相に分ける．このとき，動作が一連の流れで行われ，相分けする必要がなくとも便宜的に3区分する．
2) 上段の左欄には開始肢位を線画で描き，右欄には終了肢位を線画で描く．
3) 中段には各相における関節運動を記載する．連続する線画の変化を運動として捉えるとよい．上から下に向かって，時間の経過に沿って記載すること．
4) 下段には重要な筋活動を記載する．上から下に向かって，時間の経過に沿って記載すること．
5) 最後に，被験者に開始肢位をとらせ，観察者が中段に記載した関節運動を読みあげる．被験者は指示された関節運動を行い，実際に動作が再現されることを確認する．

【観察のポイント】
　体幹の運動機能を中心に観察する．分析の際には，バランスが運動の拘束条件になっていることを意識すること．重心線が支持基底面に対してどの位置にあるのかを観察すること．

演習5-4　長座位から膝立ち位への立ち上がり動作の分析

1　運動課題
1) 開始肢位：長座位
2) 終了肢位：膝立ち位
3) 口頭指示：「膝立ちになってください」

2　手順
1) 観察：対象者の日常的なパターンについて運動分析を行う．長座位から膝立ち位までを3相に分ける．このとき，動作が一連の流れで行われ，相分けする必要がなくとも便宜的に3区分する．
2) 上段の左欄には開始肢位を線画で描き，右欄には終了肢位を線画で描く．
3) 中段には各相における関節運動を記載する．連続する線画の変化を運動として捉えるとよい．上から下に向かって，時間の経過に沿って記載すること．
4) 下段には重要な筋活動を記載する．上から下に向かって，時間の経過に沿って記載すること．
5) 最後に，被験者に開始肢位をとらせ，観察者が中段に記載した関節運動を読みあげる．被験者は指示された関節運動を行い，実際に動作が再現されることを確認する．

【観察のポイント】
　股関節の運動機能を中心に観察する．分析の際には，バランスが運動の拘束条件になっていることを意識すること．重心線が支持基底面に対してどの位置にあるのかを観察すること．

演習 5-5　膝立ち位から立位への立ち上がり動作の分析

1　運動課題
1) 開始肢位：膝立ち位
2) 終了肢位：立位
3) 口頭指示：「立ち上がってください」

2　手順
1) 観察：対象者の日常的なパターンについて運動分析を行う．膝立ち位から立位までを3相に分ける．このとき，動作が一連の流れで行われ，相分けする必要がなくとも便宜的に3区分する．
2) 上段の左欄には開始肢位を線画で描き，右欄には終了肢位を線画で描く．
3) 中段には各相における関節運動を記載する．連続する線画の変化を運動として捉えるとよい．上から下に向かって，時間の経過に沿って記載すること．
4) 下段には重要な筋活動を記載する．上から下に向かって，時間の経過に沿って記載すること．
5) 最後に，被験者に開始肢位をとらせ，観察者が中段に記載した関節運動を読みあげる．被験者は指示された関節運動を行い，実際に動作が再現されることを確認する．

【観察のポイント】
　総合的な運動機能を観察するが，とくに膝関節および足関節の運動機能に注目して観察する．分析の際には，バランスが運動の拘束条件になっていることを意識すること．重心線が支持基底面に対してどの位置にあるのかを観察すること．

第6章 歩行分析

1 臨床における歩行分析

歩行は日常生活活動の要となる単位動作である．トイレ動作や入浴動作などをみても，移乗・移動動作は欠かせない．理学療法・作業療法の臨床における歩行分析の目的は，歩行障害をもたらしている機能障害を推測すること，さらには要因となっている機能障害から他の動作障害を推測することである．たとえば，左右の歩幅に著しい差があり，その原因が足関節背屈制限であったとすると，階段昇降や椅子からの立ち上がりにも障害がでることが推測できるのである．

2 健常者の歩行周期と相分類

1) 歩行周期と歩行指標

一般に，左右どちらかの踵接地から次の踵接地までを歩行の1周期として定義する（**図6-1**）．一側に障害のある患者を対象とした場合は，障害側に注目して1周期を設定するとよい（例：右片麻痺患者では右下肢を基準とする）．また，1歩当たりの移動距離を歩幅という．左右の歩幅が定義され，左歩幅は右踵部から左踵部までの距離，右歩幅は左踵部から右踵部までの距離となる．歩行1周期は左右1ステップずつの2ステップに相当する．これを重複歩とよび，左右の歩幅を足し合わせたものが重複歩距離となる（**図6-2**）．さらに，1分間当たりのステップ数を歩調または歩行率（cadence）と定義する．

$$歩行周期 (s) = 1/重複歩周波数 (s^{-1}) = 2 \times 60/歩調 (step \cdot min^{-1})$$

$$歩行速度 (m \cdot min^{-1}) = 重複歩距離 (m) \times 重複歩周波数 (stride \cdot min^{-1})$$

$$= 歩幅 (m) \times 歩調 (歩行率, step \cdot min^{-1})$$

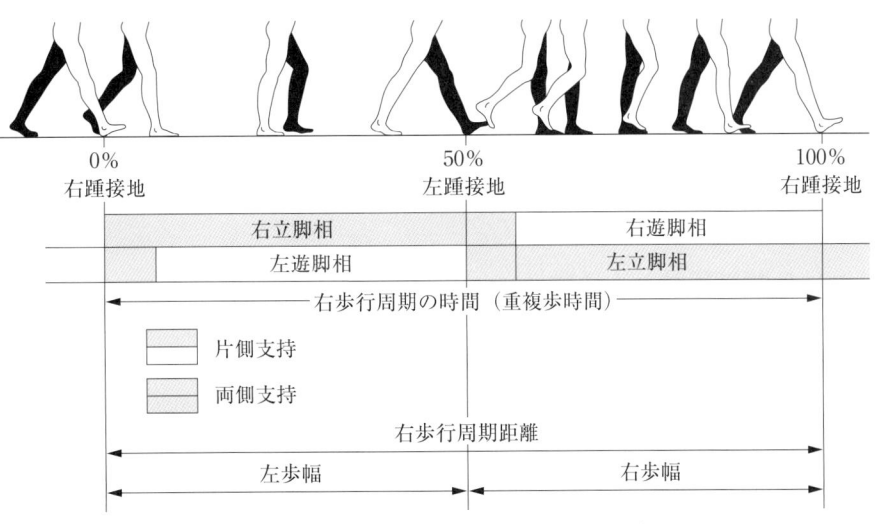

図6-1 歩行周期の定義（Murray 1968）

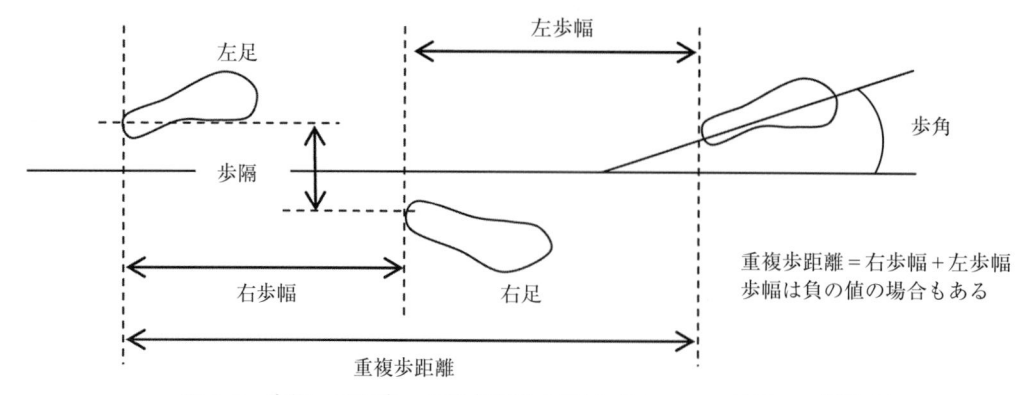

図6-2 歩幅，重複歩，重複歩距離の定義（Murray 1968，一部改変）

表6-1 Rancho Los Amigos Medical Centerによる歩行の相区分の定義（Perry 1989）

相（英語名）	相（邦訳）	歩行周期	定義
initial contact	着床初期	0-2%	踵接地
loading response	荷重反応期	0-10%	踵接地から足底接地，対側の足尖離地（toe-off）まで．第1両脚支持期
mid stance	立脚中期	10-30%	片脚支持期で踵離床（heel off）までで対側のmid swingに対応
terminal stance	立脚終期	30-50%	片脚支持期でさらに足関節底屈し，対側のinitial contactまで．対側のterminal swingに対応
pre swing	遊脚前期	50-60%	第2両脚支持期．対側のloading responseに対応
initial swing	遊脚初期	60-73%	股屈曲，膝屈曲，足背屈．対側のmid stance前半に相当
mid swing	遊脚中期	73-87%	股屈曲，膝伸展，足背屈．対側のmid stance後半に相当
terminal swing	遊脚終期	87-100%	股屈曲位保持，膝伸展，足中間位保持．対側のterminal stanceに対応

　臨床においては歩幅の左右差を観ることが分析の重要な手がかりとなる．また，極端な場合では歩幅が負の値となることもある．たとえば，脳卒中後遺症患者において，非麻痺側が絶えず麻痺側の後方にある場合（前型歩行）がそれにあたる．このとき，非麻痺側の歩幅は常に負の値となる．
　また，歩容を特徴づける定義として歩隔と歩角がある．歩隔は左右の足底間隔であり，踵部を基準に測定する．一方，歩角は進行方向に対して足部の長軸（第2趾を基準とする）がなす角度である．失調症などでバランス不良の場合には，歩隔を大きくして支持基底面を広げ，特徴的な歩容となる（ワイドベース）．

2) 歩行の相区分

　歩行周期を定義したら，次に相区分を行う．立脚相および遊脚相を基本として，さらに相分類することが一般的に行われている．最も普及している相分類はRancho Ros Amigos Medical Centerによるものである（表6-1）．これは，健常者のデータをもとにした相区分で，障害を有する場合にはあてはまらないこともある．一方で，健常者においてみられる相の欠如を，正常からの逸脱（異常）として捉えることも可能である．

3　歩行における関節運動と筋活動

　健常者における運動パターンと筋活動を理解していることは，障害のある患者の歩行分析を行ううえで必須である．ただし，筋活動はこれまで静的に検討してきたものよりも複雑であり，活動の意味についても諸説あることに注意しなければならない．
　関節運動では，股関節は1歩行周期で1回屈曲伸展するパターンを，膝関節は2回屈曲伸展するパターンを，そして足関節も2回底背屈するパターンを示す（図6-3）．
　筋活動は，荷重反応期，立脚中期，遊脚初期に集中し，荷重反応期では，身体が重力と床反力の作

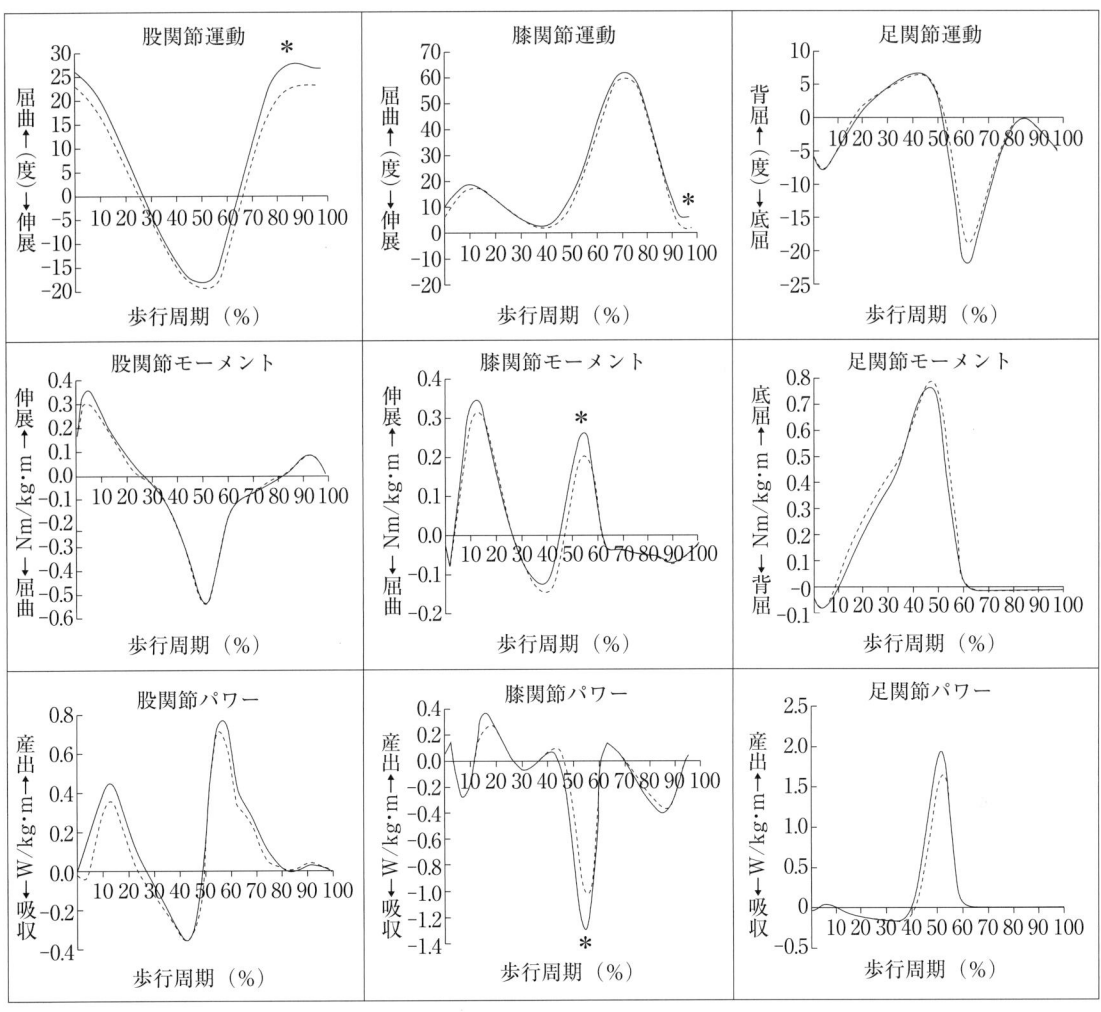

図 6-3 歩行 1 周期の矢状面における関節運動と関節モーメントおよびパワー．実線は女性（49 名），点線は男性（50 名）．被験者の年齢 20 ～ 39 歳（Kerrigan　1998）　　＊：有意差あり

用によって潰れてしまわないように，立脚中期では，足関節を固定することにより rocking（ゆりかご）を生じさせ，前方への推進作用をもたせるように，そして遊脚相では足尖が床にすらないように下肢の屈曲に作用していると考えられる（**図 6-4**）．

4　歩行分析の手順と観察のポイント

1）立位姿勢の観察：構えとアライメント

歩行を観察する前にまず立位姿勢を観察する．アライメントの異常が必ずしも異常歩行へ繋がるとは限らない．ただし，異常歩行の要因を特定するために役立つ情報が得られることは多く，注意して観察することが必要である．

2）重心軌道の観察：頭部，臍部を中心に

これまでの運動・動作分析と同じ手順で行う．観察する基本面は矢状面と前額面を基本とする．本来であれば，体重心の軌道を観察し，それを形成している関節運動を確認し，さらに動力源としての筋活動を推定することになる．しかし，歩行中に観察によって体重心を特定することは難しいので，まずは頭部の軌道を観察する．とくに，矢状面上における前後方向と上下方向の軌跡については頭部を観察することが適している．一方，左右方向については臍部を観察するとよい．ただし，体幹が側方へ大きく傾斜する場合などは注意が必要である．

体重心は加速と減速を繰り返しながら前方に移動する．加速と減速は滑らかであり，正常であれば止まるような感じを受けることはない．加速は立脚終期と遊脚終期に，減速は荷重反応期と遊脚前期

NORMAL ELECTROMYOGRAPHIC DATA

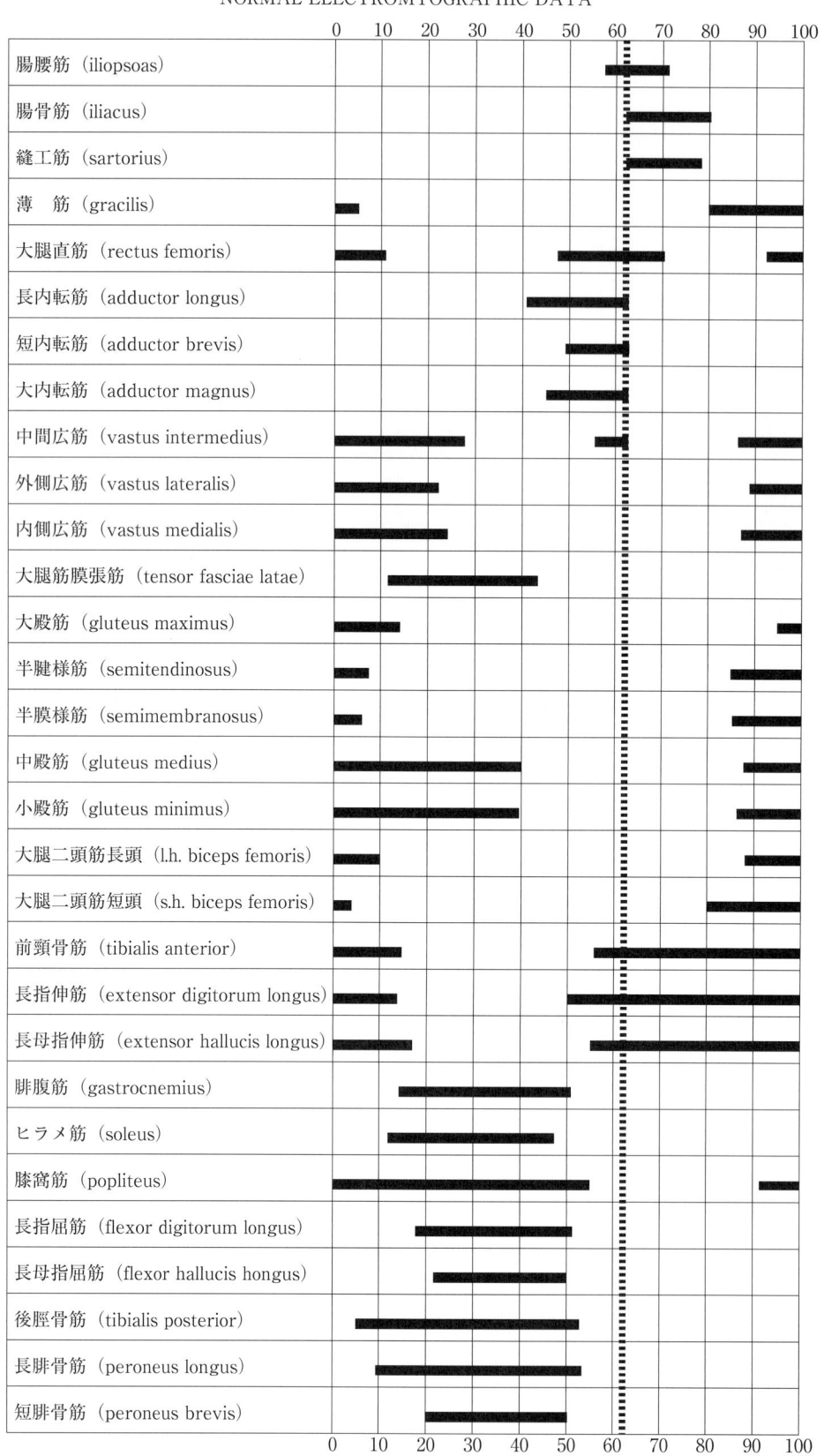

筋	0-100 歩行周期(%)
腸腰筋 (iliopsoas)	55–70
腸骨筋 (iliacus)	60–80
縫工筋 (sartorius)	60–78
薄筋 (gracilis)	0–5, 85–100
大腿直筋 (rectus femoris)	0–15, 45–70, 95–100
長内転筋 (adductor longus)	40–62
短内転筋 (adductor brevis)	48–62
大内転筋 (adductor magnus)	45–62
中間広筋 (vastus intermedius)	0–28, 55–62, 88–100
外側広筋 (vastus lateralis)	0–22, 90–100
内側広筋 (vastus medialis)	0–25, 90–100
大腿筋膜張筋 (tensor fasciae latae)	12–42
大殿筋 (gluteus maximus)	0–15, 95–100
半腱様筋 (semitendinosus)	0–8, 85–100
半膜様筋 (semimembranosus)	0–8, 85–100
中殿筋 (gluteus medius)	0–40, 88–100
小殿筋 (gluteus minimus)	0–40, 88–100
大腿二頭筋長頭 (l.h. biceps femoris)	0–12, 88–100
大腿二頭筋短頭 (s.h. biceps femoris)	0–5, 80–100
前脛骨筋 (tibialis anterior)	0–15, 55–100
長指伸筋 (extensor digitorum longus)	0–15, 50–100
長母指伸筋 (extensor hallucis longus)	0–18, 55–100
腓腹筋 (gastrocnemius)	15–50
ヒラメ筋 (soleus)	12–48
膝窩筋 (popliteus)	0–55, 90–95
長指屈筋 (flexor digitorum longus)	18–50
長母指屈筋 (flexor hallucis longus)	20–50
後脛骨筋 (tibialis posterior)	5–52
長腓骨筋 (peroneus longus)	10–52
短腓骨筋 (peroneus brevis)	20–52

図 6-4　歩行 1 周期における筋活動（Sutherland　1984）

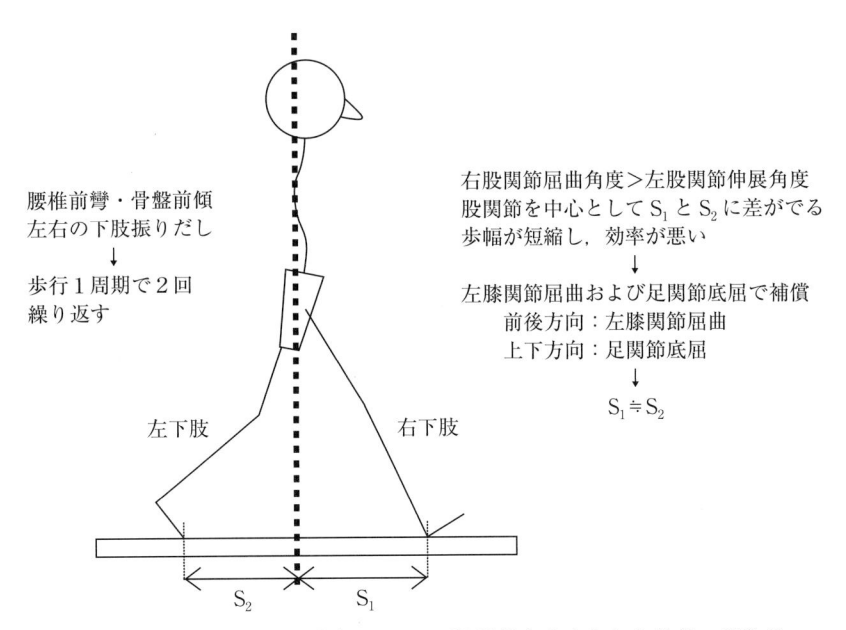

図6-5 歩行（右着床初期）における股関節を中心とした前後の対称性

に観察され，歩行1周期のなかで加速と減速を2回繰り返している．

また，上下方向への体重心の移動では，立脚中期および遊脚中期に最も高くなり，荷重反応期と遊脚前期で最も低くなる．これも，歩行1周期で2回上下する．左右への重心移動は歩行1周期で左右へ1回ずつ移動する．

3) 歩幅と関節運動の観察：歩容

歩行の目的は目標の場所へ移動することである．人体構造から前方への移動を考えたときには，股関節を中心として下肢を前後方向に動かすことが理にかなっている．ただし，股関節は十分な屈曲可動域を有しているのに比べて伸展可動域が狭く，股関節伸展運動だけで十分な歩幅を確保するのは難しい．そこで，骨盤運動と，股関節より末梢の関節運動が重要となってくる．股関節を中心として，着床初期に前後方向で左右対称性に接地点があるためには，後方にある下肢の膝関節の屈曲，足関節の底屈，中足趾節関節の伸展が必要となる（図6-5）．これにより，ヒトでは十分な歩幅を確保しているのである．一般に左右の歩幅に差があるとき，原則として歩幅の大きい側が機能低下していることが多い．大きな歩幅を確保するには，立脚相にある下肢の支持性や運動性が十分でなければならないためである．この原則の例外としては，股関節による振りだしが十分に行えない場合があげられる．脳卒中後遺症患者において麻痺側の股関節屈曲が不十分な場合や，変形性股関節症患者で股関節屈筋筋力の著しい低下のある場合がそれにあたる．

関節運動は歩幅に依存するので，左右の歩幅が異なる場合には関節運動にも左右差があると考えてもよい．歩幅の観察から始めて，視点を関節運動に順次移すことがポイントとなる．

4) 遂行能力（パフォーマンス）：歩行率（時間因子）を加味して考える

歩幅（$m \cdot step^{-1}$）には時間因子は含まれていない．単位時間当たりの遂行能力（歩行速度）を評価するには歩行率（歩調，$steps \cdot min^{-1}$）を加えて考える必要がある．ここで，歩幅と歩行率の関係を歩行比という（図6-6）．歩行速度は歩幅と歩行率の積になっているので，両者と正の相関がある（図6-6）．すなわち，歩幅が大きくなっても，歩行率が高くなっても歩行速度は上る．しかし，正常歩行では歩行比が一定であることから，歩幅と歩行率が無関係に増減するわけではない．たとえば，パーキンソニズムのように歩幅が小さいままで歩行率だけ大きくなると違和感を覚える．逆に，歩行率を変えずに歩幅だけを大きくし，大股で歩くのは飛び石の上を歩くかのような印象を与えるのである．歩幅，歩行率，歩行速度の評価には10m歩行テストが有用である．

5) バランス

歩行に要求されるバランスは動的バランスに分類される．体重心を目的の場所へ移動するために，

A. 男性 (n=89)

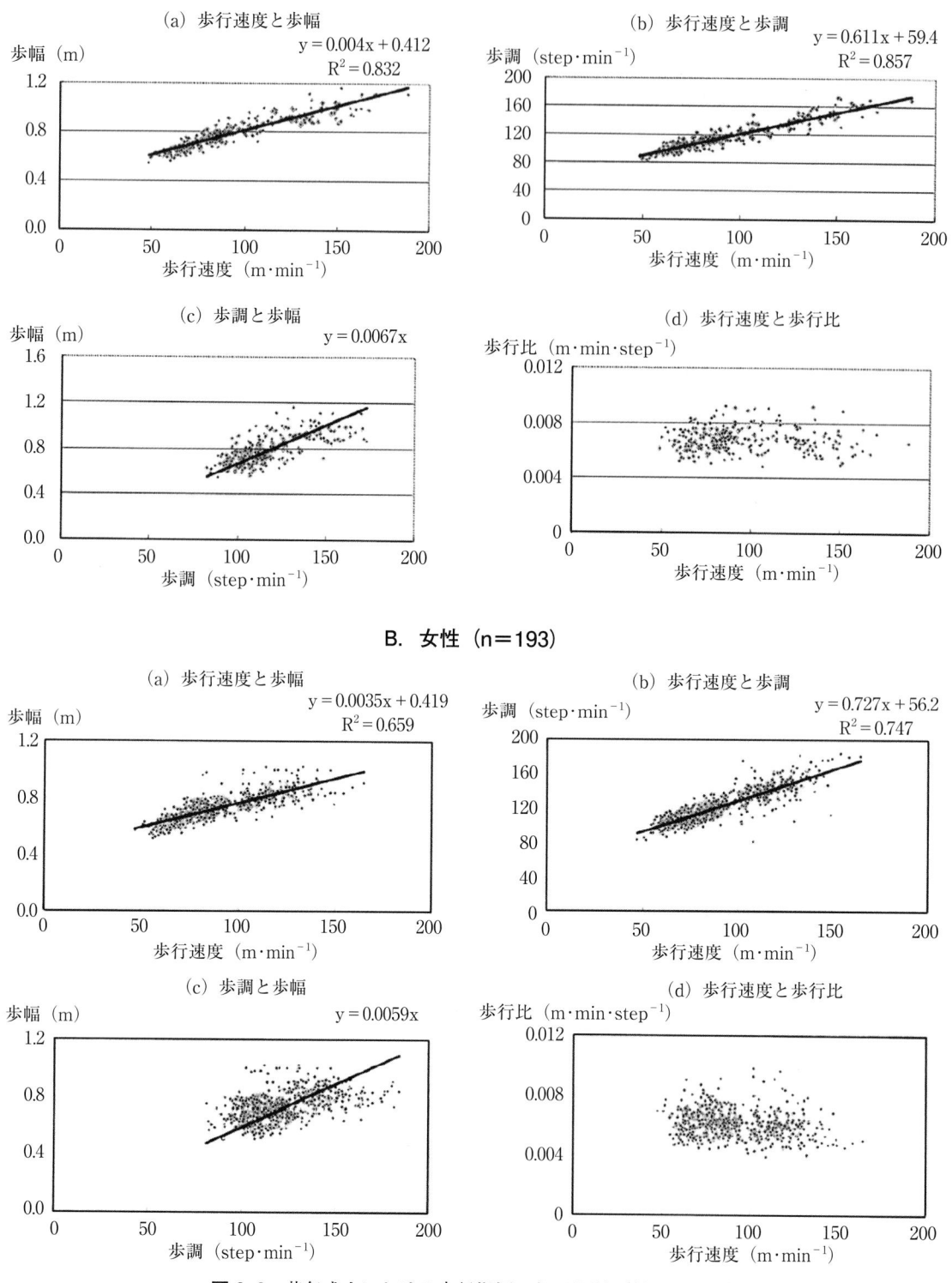

(a) 歩行速度と歩幅 y = 0.004x + 0.412 R² = 0.832

(b) 歩行速度と歩調 y = 0.611x + 59.4 R² = 0.857

(c) 歩調と歩幅 y = 0.0067x

(d) 歩行速度と歩行比

B. 女性 (n=193)

(a) 歩行速度と歩幅 y = 0.0035x + 0.419 R² = 0.659

(b) 歩行速度と歩調 y = 0.727x + 56.2 R² = 0.747

(c) 歩調と歩幅 y = 0.0059x

(d) 歩行速度と歩行比

図6-6　若年成人における歩行指標の相互関係（外里　2002）

適切に支持基底面と圧中心を制御しなければならない．バランスが悪く転倒のリスクが高ければ歩行能力は低いとみなされる．失調症のように歩幅が大きくても不安定な場合がそうであるし，パーキンソニズムの突進現象のように歩行速度が速くとも制動できずに転倒の危険性が高い場合も歩行能力は低いと判断する．

コラム6　特徴ある歩行（歩容）と異常歩行に関する固有名称

歩行は一定のパターンの繰り返しであるため，特徴的なパターンの歩行（歩容）には固有の名称が与えられている（**表6-2**）．たとえば，疲れきって，体幹・下肢を屈曲して歩く様は疲労歩行とよばれ，その一言で歩容が思い浮かぶほどである．また，疾患の帰結として機能障害が生じ，それによって歩行障害がでる場合も，多くの場合には一定のパターンを繰り返すので，固有名称がつけられているものがある．たとえば，運動麻痺による前脛骨筋の筋力低下で足を高く上げる歩行は鶏歩または馬歩と動物の歩き方に喩えられてよばれる．また，トレンデレンブルグ歩行は最初に記述した医師の名前から付けられている．また，片麻痺歩行のように機能障害から名前が付いたものもある．一方，一定のパターンを示さないという特徴的な歩行もあり，小脳障害による小脳性歩行がそれにあたる．歩行観察により，表6-2に該当する特徴的な歩容が該当すると判断できるならば，機能障害を推定する近道となる．

表6-2　特徴ある歩行（歩容）と異常歩行に関する固有名称

1　正常歩行のくせ		
船乗り歩行	sailor gait	歩隔を広くして骨盤や肩が上下左右に大きく動揺する歩き方
スイング歩行	swing gait	いわゆる Monroe walk（モンローウォーク）
行進歩行	majestic gait	ゆっくりとした行列で行進するように歩くため歩行率は低い（イギリスの衛兵）
気取り歩行	mincing gait	踵接地の代わりに足底全体で接地し，歩幅が短く足早に歩く
前かがみ歩行	slouch gait	肩をすぼめ，短い歩幅で歩く
疲労歩行	fatigue gait	前かがみ歩行に似ているが，股・膝関節を屈曲して歩く
2　異常歩行の固有名称		
鶏歩	cock's gait	腓骨神経麻痺による．足先が下垂することによる（垂れ足 drop foot），下腿を高く上げる歩行
馬歩	equing (steppage) gait	
踵歩行	calcaneal gait	腓腹筋麻痺（脛骨神経麻痺）で生じる
逃避性歩行	antalgic gait	痛みを避けるために生じる歩行で，患側下肢をゆったりと接地させ，立脚相は短くなる
麻痺性歩行	paralytic gait	神経麻痺の筋力低下に起因する歩容の変化の総称
痙性歩行	spastic gait	脊髄錐体路障害でみられ，膝が伸展し，足関節が底屈する強直性歩行
片麻痺歩行	hemiplegic gait	片麻痺患者にみられる歩行の総称．上肢は Wernicke-Mann 肢位をとり，下肢は共同運動パターンによる振りだしがみられ，前足部から接地することが多い
草刈り歩行（分回し歩行）	circumduction	股関節を中心として円を描くように下肢を振りだす歩き方
対麻痺歩行	paraplegic gait	足を上げることなく引きずりながら行う短歩行
鋏状歩行（はさみ足歩行）	scissors gait	痙直型脳性麻痺の患者によくみられる歩き方で，股関節内転内旋，膝関節軽度屈曲，尖足位をとり，両下肢を交差させて歩く
トレンデレンブルグ歩行	Trendelenburg gait	立脚相に遊脚側の骨盤が下制する歩き方
殿筋麻痺（中殿筋）歩行	gluteal gait	中殿筋の麻痺により，歩行の際，患側へ体が傾く歩き方
動揺歩行	waddling gait	中殿筋の筋力低下が両側性にあると左右へ体幹を振るような歩き方になる
あひる（鶩）歩行	duck gait	
大殿筋歩行	gluteus maximus gait	大殿筋筋力低下がある場合，体幹を後方へ傾斜させ，のけぞるような歩き方になる
失調歩行（踵打ち歩行）	ataxic gait	脊髄性運動失調にみられる．足元を見つめ，遊脚相には足を高く上げて，踵接地後に足底を地面にたたきつけるように歩く
小脳性歩行	cerebellar gait	小脳失調では酩酊時のような不安定な歩行となり，ワイドベースで，一直線上を歩くことができない．バランスを崩す方向は一定ではない
よろめき歩行	staggering gait	
酩酊歩行	drunken gait	
小刻み歩行	marche a petits pas walk with short steps	パーキンソン病（症候群）でみられ，前屈姿勢で，歩幅が短く，足底を擦るように歩く
すくみ足歩行	frozen gait	パーキンソン病（症候群）で，足底が地面に張り付いたかのようになり，歩行中にも同様のことが生じる
加速歩行	festinating gait	パーキンソン病（症候群）で，前掲姿勢で歩きだすと，次第に歩幅が狭くなり，歩調が増加し，前方へ倒れるように歩く．小刻み歩行，すくみ足歩行，加速歩行を総称してパーキンソン歩行という
牛歩	cow gait	X脚による動揺性歩行
蛙足（跳歩）	frog gait	小児麻痺患者の跳び足
ヒステリー歩行	hysterical gait	一定な異常パターンがなく，心因性のもの

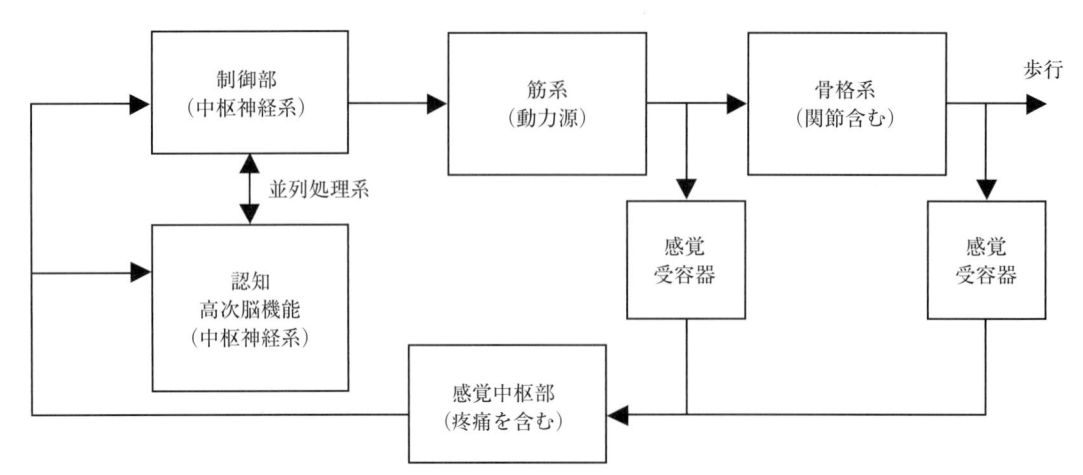

図 6-7　歩行制御における情報処理論的モデル

6) 観察から分析へ：仮説形成

　観察結果によって見いだされる正常から逸脱する関節運動パターンをもとに，機能障害について仮説を立てる．図 6-7 は歩行制御に関する情報処理論的モデルである．中枢神経系からの指令が動力源である筋系に伝達され，その活動が骨格の運動（関節運動）を引き起こす．この際，多関節を協調させて制御することが必要であり，それが運動パターンとなる．末梢には固有受容器を初めとして身体運動の状況を検知する受容器が多数あり，感覚中枢へ情報を伝達する．これら情報をもとに運動に関する内的表象が形成され，運動のフィードバック制御が行われる．ここで，中枢神経系の中枢指令には，近年研究が進められ，脊髄にその存在が考えられているセントラルパターンジェネレータ（central pattern generator：CPG）からの制御も含まれる．仮説形成において，情報処理論的モデルを利用して機能レベルに原因を求めることが方法の 1 つとして考えられる．

7) 仮説の検証（機能への還元：機能障害を探る）

　情報処理論的モデルからもわかるように，正常な歩行に必要な身体機能は，骨格系（形態も含む），ROM，筋力（筋緊張異常も含む），感覚機能，感覚中枢，運動中枢，高次脳機能などがあげられる．

　仮説を検証する際，明確な検査結果をだせるものから始めたほうがよい．たとえば，形態計測，ROM，筋力評価，筋緊張の検査，運動麻痺の有無・程度，感覚検査，高次脳機能検査があげられる．近年の脳研究の成果は，新しい知見をわれわれにもたらしてくれているが，一方で未知なる部分も広大である．まずは客観的に判断できるデータを揃え，消去法によって中枢神経系の関与を明確にすることが望ましい．

　たとえば脳卒中後遺症患者において，右下肢の足クリアランスが小さく，右膝関節の遊脚相の最大屈曲角度が減少している症例があったとする．仮説としては，膝関節屈曲制限，筋緊張亢進，運動麻痺が主な機能障害としてあげられる．個別の機能障害の評価としては，ROM の測定，被動性および深部腱反射による筋緊張異常の検査，運動麻痺の検査の順に検証を進める．ただし，中枢神経系の障害による運動麻痺の場合には，筋力低下が運動麻痺の症状の 1 つであり，また，相互に関係もするので順序性はケースによる．

5　評価フォーム（付表 3 〜 7）

　観察による運動・動作分析は，経験のある臨床家にとっても決してやさしいものではない．常に経験と最新の知見を統合しながら洗練された技術へ高めてゆく努力が要求される．初学者にとって，観察のポイント（視点）があることは学習を容易にしてくれるであろう．これまで，観察による歩行分析に関してはいくつかの評価フォームが提案されている．それらは 2 つの系統に分類できる．1 つは，異常パターンから原因を推定するためのものある．代表的なものとして，Perry（1992）を中心として開発された Rancho Los Amigos National Rehabilitation Center の評価フォーム（付表 3），そして

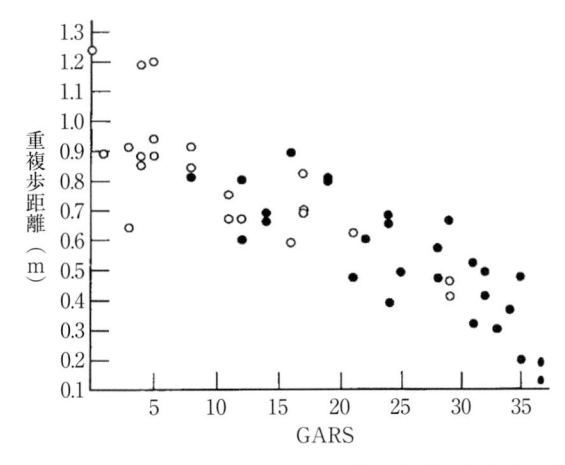

図6-8 Gait Abnormality Rating Scale（GARS）の総得点と重複歩距離の関係（Wolfson 1990）．高齢者（n = 49）を対象として，●は転倒経験者（n = 27），○は対照群（n = 22）を示している．

Winter（1993）による Knowledge Base for Diagnostic Gait Assessment（付表4）がある．

　もう1つは，歩容を点数化する評価フォームである．これらは数量解析が可能であり，予後の推定や，他の機能・能力評価と比較するのに有用である．Wolfson（1990）による Gait Abnormality Rating Scale（付表5），Rodriquez（1996）による Wisconsin Gait Scale（付表6），Lord（1998）による The Rivermead Visual Gait Assessment（付表7）などがある．それぞれの評価フォームは，評価の対象をある程度しぼっており，項目を見るだけでも観察のポイントについて参考になる．また，他の機能との比較では，Gait Abnormality Rating Scale（GARS）と重複歩距離の関係を例としてあげる（**図6-8**）．高齢者を対象としたこの研究では，GARSと重複歩距離は優位な負の相関があり，歩容が悪くなると重複歩距離が短くなることを示している．また，転倒群では非転倒群と比較して，重複歩距離が短くGARSの点数も高い（歩容が悪い）ことがわかる．このように，評価フォームを利用することは，観察のポイントをつかむためにも，他の機能との関連を検討するうえでも有用であると考える．

演習 6-1　歩行観察（矢状面）

演習シート　CD-ROM（動画）（解答例）

1　運動課題
1) 歩行速度：普通歩行
2) 歩行周期：右下肢を基準とする（右踵接地から次の右踵接地までを1周期とする）
3) 条　　件：裸足

2　手順
1) 関節角度の設定
①股関節屈曲伸展角度
②膝関節屈曲伸展角度
③足関節底背屈角度
＊日本整形外科学会および日本リハビリテーション医学会による定義に従う．

【観察のポイント】
　関節角度の細かい数値にはこだわらず，歩行周期における関節角度の変化のパターンを大切にする．

演習6-2 歩行観察（前額面，水平面）

1 運動課題
1) 歩行速度：普通歩行
2) 歩行周期：右下肢を基準とする（右踵接地から次の右踵接地までを1周期とする）
3) 条　　件：裸足

2 手順
1) 関節角度の設定

①骨盤回旋：基本軸は進行方向への垂線，移動軸は左右上前腸骨棘を結んだ線とする．
②骨盤前後傾：垂直面と骨盤後面がなす角度とする．
③骨盤左右傾斜：基本軸は水平軸，移動軸は左右上前腸骨棘または腸骨稜を結んだ線とする．

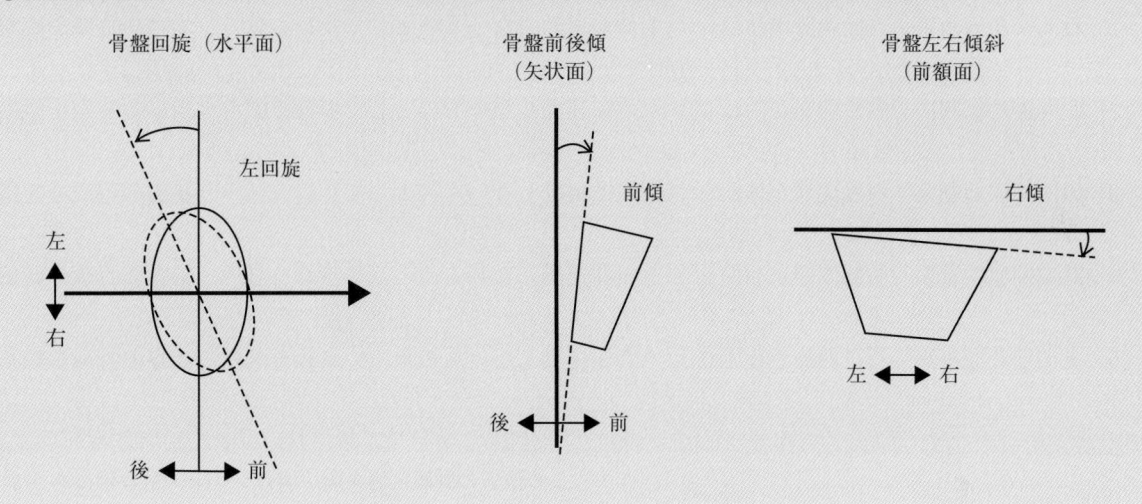

骨盤回旋（水平面）　　骨盤前後傾（矢状面）　　骨盤左右傾斜（前額面）

④股関節内外旋角度：水平面において左右上前腸骨棘を結んだ線に対する垂線と，足部第2中足骨長軸のなす角度とする．
⑤股関節内外転角度：基本軸は左右上前腸骨棘を結んだ線に対する垂線，移動軸は大腿骨長軸とする．基本軸を含む垂直面に対する投影によって角度を求める．

【観察のポイント】
　関節角度の細かい数値にはこだわらず，歩行周期における関節角度の変化のパターンを大切にする．

演習 6-3　正常歩行の比較観察

2名の被験者を対象として歩行観察を行い，なぜ歩容が異なって見えるのか，関節運動の違いによって説明する．

この演習の動画・静止画，演習シート，解答例はありません．

演習 6-4　関節の運動制限による歩容の変化

1　運動課題
1) 股関節伸展制限：右股関節が伸展0°以上伸展運動しないものとして歩行を試み，歩容の特徴を観察する．
2) 股関節内転制限：右股関節が内転0°以上内転運動しないものとして歩行を試み，歩容の特徴を観察する．
3) 股関節屈曲制限：右股関節が屈曲0°以上屈曲運動しないものとして歩行を試み，歩容の特徴を観察する．
4) 膝関節屈曲制限：右膝関節が屈曲0°以上屈曲運動しないものとして歩行を試み，歩容の特徴を観察する．
5) 足関節背屈制限：右足関節が背屈0°以上背屈運動しないものとして歩行を試み，歩容の特徴を観察する．

この演習の動画・静止画，演習シート，解答例はありません．

文　献

外里冨佐江，長崎浩ほか：歩行能力の評価．作業療法 22：471-476，2003．
長崎浩：動作の進化，解体そして再建：動作分析概論．理学療法 19：879-882，2002．
長崎浩：動作の意味論．雲母書房，2004．
長崎浩：運動協調性と相互作用トルク．理学療法科学 21：75-79，2006．
中村隆一：病気と障害，そして健康．新しいモデルを求めて．海鳴社，1983．
中村隆一編著：臨床運動学　第3版．医歯薬出版，2002．
中村隆一，齋藤宏ほか編：基礎運動学　第6版．医歯薬出版，2003．
福田精：運動と平衡の反射生理．医学書院，1957．
藤澤宏幸，伊橋光二：臨床における運動・動作分析の科学的検証―体系化に向けて．理学療法学 31（S1）：105，2004．
藤澤宏幸：バランス障害に対する運動療法の基礎．PT ジャーナル 38：733-740，2004．
藤澤宏幸：バランス障害の改善．総合リハ 33：621-626，2005．
藤澤宏幸：臨床動作分析の要点．理学療法 24：1037-1044，2007．
Adrian MJ, Cooper JM：Biomechanics of human movement. Benchmark Press, Indianapolis, 1989.
Bernstein N：The co-ordination and regulation of movements. Pergamon Press, Oxford, 1967.
Borelli GA（Translated by Maquet P）：On the movement of animals. Springer-Verlag, Belrin, 1989.
Bougie JD, Morgenthal AP：The aging body. Conservative management of common neuromusculoskeletal conditions. McGraw-Hill, New York, 2001.
Brooks VB：The neural basis of motor control. Oxford University Press, Oxford, 1986.
Brunnstrom S：Clinical kinesiology. 3rd ed. F.A. Davis Company, Philadelphia, 1972.
Burstein AH, Wright TM（黒沢秀樹ほか訳）：整形外科基礎バイオメカニクス．南江堂，1997．
Cooper JM, Glassow RB：Kinesiology. 5th ed. Mosby, Saint Louis, 1976.
Critchley M, Critchley EA：John Hughlings Jackson. Father of English neurology. Oxford University Press, Oxford, 1998.
De Klejin A：Experimental physiology of the labyrinth. J Laryngol Otol 38：646-663, 1923.
Durward BR, Baer GD, et al.：Functional human movement. Butterworth-Heineman, Edinburgh, 1998.
Enoka RM：Neuromechanical basis of kinesiology. Human Kinetics Books, Champaign, 1988.
Gardiner MD：The principles of exercise therapy. 3rd ed. G. Bell and Sons, London, 1963.
Gilbreth FB：Motion study. D. Van Nostrand Company, New York, 1911.
Gilbreth FB, Gilbreth LM：Motion study for the handicapped. George Routledge & Sons, London, 1920.
Gilbreth FB：Applied motion study. Hive Publishing Company, Easton, 1973.
Gowitzke BA, Milner M：Understanding the Scientific bases of human movement. 2nd ed. Williams & Wilkins, Baltimore, 1980.
Higgins JR：Human movement. An integrated approach. Mosby, Saint Louis, 1977.
Hollis M, Fletcher-Cook P：Practical exercise therapy. 4th ed. Blackwell Science, Oxford, 1999.
Horak FB, Shumway-Cook A：Clinical Implications of posture control research. In Duncun PW ed.：Balance. Proceedings of the APTA Forum. The American Physical Therapy Association, Alexandria, 1989.
Inman VT, Ralston HJ, et al.：Human walking. Williams & Wilkins, Baltimore, 1981.
Jackson H（秋元波留夫訳）：ジャクソン神経系の進化と解体．創造出版，2000．
Jensen CR, Shultz GW：Applied kinesiology. 2nd ed. McGraw-Hill, New York, 1977.
Jett AM：Physical disablement concepts for physical therapy research and practice. Phys Ther 74：380-386, 1994.
Kerrigan DC, Todd MK, et al.：Biomechanical gait alterations independent of speed in the healthy elderly：Evidence for specific limiting impairments. Arch Phys Med Rehabil 79：317-322, 1998.
Latash ML, Turvey MT：Dexterity and its development. Lawrence Erlbaum Associates, Mahwah, 1996.
Lord SR, Sherrington C, et al.：Falls in older people. Risk factors and strategies for prevention. Cambridge University Press, Cambridge, 2001.
Lord SE, Halligan PW, et al.：Visual gait analysis：the development of a clinical assessment and scale. Clin Rehabil 12：107-119, 1998.
Lundy-Ekman L ed.：Neuroscience. Fundamentals for rehabilitation. 2nd ed. W.B.Saunders Company, Philadelphia, 2002.
Luttgens K, Hamilton N：Kinesiology. Scientific basis of human motion. 9th ed. Brown & Benchmark, Dubuque, 1997.
Magnus O：Rudolf Magnus. Physiologist and Pharmacologist. Royal Netherlands Academy of Arts and Sciences, Amsterdam, 2002.
Magnus R：Some results of studies in the physiology of posture. Part I. Lancet 11：531-536, 1926.
Magnus R：Some results of studies in the physiology of posture. Part II. Lancet 18：585-588, 1926.
Monnier M ed.：Functions of the nervous system. Volume 2 Motor and psychomotor functions. Elsevier Publishing Company, Amsterdam, 1970.
Montgomery PC, Connolly BH：Clinical applications for motor control. SLACK, Thorofare, 2003.
Murray MP：Walking patterns of normal men. J Bone Joint Surg 46-A：335-360, 1964.
Perry J：Gait analysis. Normal and pathological function. SLACK, Thorofare, 1992.

Rasch PJ, Burke RK : Kinesiology and applied anatomy. The science of human movement. 6th ed. Lea & Febiger, Philadelphia, 1978.

Rademaker GGJ : The Physiology of standing. The University of Minnesota Press, Minneapolis, 1980.

Rodriquez AA, Black PO, et al. : Gait training efficacy using a home-based practice model in chronic hemiplegia. Arch Phys Med Rehabil 77 : 801-815, 1996.

Rose J, Gamble JG : Human walking. 2nd ed. Williams & Wilkins, Baltimore, 1994.

Sherrington CS : The integrative action of the nervous system. 2nd ed. New Haven Yale University Press, 1947.

Shumway-Cook A, Woollacott MH : Motor control. Theory and practical applications. 2nd ed. Lippincott Williams & Wilkins, Baltimore, 2001.

Sutherland DH : Gait disorders in childhood and adolescence. Williams & Wilkins, Baltimore, 1984.

Talbott RE, Hunmphrey DR : Posture and movement. Raven Press, New York, 1979.

The Pathokinesiology Service and The Physical Therapy Department, Rancho Los Amigos National Rehabilitation Center : Observational gait analysis. Los Amigos Research and Education Institute, Downey, 2001.

Twitchell TE : Attitudinal reflexes. Phys Ther 45 : 411-418, 1965.

VanSant AF : Rising from a supine position to erect stance. Phys Ther 68 : 185-192, 1988.

Verbrugge LM, Jette AM : The disablement process. Soc Sci Med 38 : 1-14, 1994.

Weisz S : Studies in equilibrium reaction. J Nerv Ment Dis 88 : 150-162, 1938.

Williams M, Lissner HR（青池勇雄監修）：バイオメカニクス―生体力学とその応用．医歯薬出版，1974．

Winter DA : Biomechanics and motor control of human movement. 2nd ed. John Wiley & Sons, New York, 1990.

Winter DA : Knowledge base for diagnostic gait assessments. Med Prog Technol 19 : 61-81, 1993.

Wolfson L, Whipple R, et al. : Gait assessment in the elderly : a gait abnormality rating scale and its relation to falls. J Geront 45 : M12-19, 1990.

World Health Organization : International classification of functioning, disability and health : ICF. World Health Organization, Geneva, 2001.

付表1　関節可動域表示ならびに測定法（リハ医学 32（4）：207-217，1995）

（日本整形外科学会，日本リハビリテーション医学会，1995）

I　関節可動域表示ならびに測定法の原則

1　関節可動域表示ならびに測定法の目的

　日本整形外科学会と日本リハビリテーション医学会が制定する関節可動域表示ならびに測定法は，整形外科医，リハビリテーション医ばかりでなく，医療，福祉，行政その他の関連職種の人々をも含めて，関節可動域を共通の基盤で理解するためのものである．したがって，実用的でわかりやすいことが重要であり，高い精度が要求される計測，特殊な臨床評価，詳細な研究のためにはそれぞれの目的に応じた測定方法を検討する必要がある．

2　基本肢位

　Neutral Zero Method を採用しているので，Neutral Zero Starting Position が基本肢位であり，おおむね解剖学的肢位と一致する．ただし，肩関節水平屈曲・伸展については肩関節外転 90°の肢位，肩関節外旋・内旋については肩関節外転 0°で肘関節 90°屈曲位，前腕の回外・回内については手掌面が矢状面にある肢位，股関節外旋・内旋については股関節屈曲 90°で膝関節屈曲 90°の肢位をそれぞれ基本肢位とする．

3　関節の運動

　1）関節の運動は直交する 3 平面，すなわち前額面，矢状面，水平面を基本面とする運動である．ただし，肩関節の外旋・内旋，前腕の回外・回内，股関節の外旋・内旋，頸部と胸腰部の回旋は，基本肢位の軸を中心とした回旋運動である．また，足部の内がえし・外がえし，母指の対立は複合した運動である．

　2）関節可動域測定とその表示で使用する関節運動とその名称を以下に示す．なお，下記の基本的名称以外によく用いられている用語があれば（　）内に併記する．

（1）屈曲と伸展

　多くは矢状面の運動で，基本肢位にある隣接する 2 つの部位が近づく動きが屈曲，遠ざかる動きが伸展である．ただし，肩関節，頸部・体幹に関しては，前方への動きが屈曲，後方への動きが伸展である．また，手関節，手指，足関節，足指に関しては，手掌または足底への動きが屈曲，手背または足背への動きが伸展である．

（2）外転と内転

　多くは前額面の運動で，体幹や手指の軸から遠ざかる動きが外転，近づく動きが内転である．

（3）外旋と内旋

　肩関節および股関節に関しては，上腕軸または大腿軸を中心として外方へ回旋する動きが外旋，内方へ回旋する動きが内旋である．

（4）回外と回内

　前腕に関しては，前腕軸を中心にして外方に回旋する動き（手掌が上を向く動き）が回外，内方に回旋する動き（手掌が下を向く動き）が回内である．

（5）水平屈曲と水平伸展

　水平面の運動で，肩関節を 90°外転して前方への動きが水平屈曲，後方への動きが水平伸展である．

（6）挙上と引き下げ（下制）

　肩甲帯の前額面の運動で，上方への動きが挙上，下方への動きが引き下げ（下制）である．

（7）右側屈・左側屈

　頸部，体幹の前額面の運動で，右方向への動きが右側屈，左方向への動きが左側屈である．

（8）右回旋と左回旋

　頸部と胸腰部に関しては右方に回旋する動きが右回旋，左方に回旋する動きが左回旋である．

（9）橈屈と尺屈

　手関節の手掌面の運動で，橈側への動きが橈屈，尺側への動きが尺屈である．

(10) 母指の橈側外転と尺側内転

　母指の手掌面の運動で，母指の基本軸から遠ざかる動き（橈側への動き）が橈側外転，母指の基本軸に近づく動き（尺側への動き）が尺側内転である．

(11) 掌側外転と掌側内転

　母指の手掌面に垂直な平面の運動で，母指の基本軸から遠ざかる動き（手掌方向への動き）が掌側外転，基本軸に近づく動き（背側方向への動き）が掌側内転である．

(12) 対立

　母指の対立は，外転，屈曲，回旋の3要素が複合した運動であり，母指で小指の先端または基部を触れる動きである．

(13) 中指の橈側外転と尺側外転

　中指の手掌面の運動で，中指の基本軸から橈側へ遠ざかる動きが橈側外転，尺側へ遠ざかる動きが尺側外転である．

(14) 外がえしと内がえし

　足部の運動で，足底が外方を向く動き（足部の回内，外転，背屈の複合した運動）が外がえし，足底が内方を向く動き（足部の回外，内転，底屈の複合した運動）が内がえしである．足部長軸を中心とする回旋運動は回外，回内とよぶべきであるが，実際は，単独の回旋運動は生じ得ないので，複合した運動として外がえし，内がえしとした．また，外反，内反という用語も用いるが，これらは足部の変形を意味しており，関節可動域測定時に関節運動の名称としては使用しない．

4　関節可動域の測定方法

1) 関節可動域は，他動運動でも自動運動でも測定できるが，原則として他動運動による測定値を表記する．自動運動による測定値を用いる場合は，その旨明記する〔5の2)の(1)参照〕．

2) 角度計は十分な長さの柄がついているものを使用し，通常は5°刻みで測定する．

3) 基本軸，移動軸は，四肢や体幹において外見上わかりやすい部位を選んで設定されており，運動学上のものとは必ずしも一致しない．また，手指および足指では角度計のあてやすさを考慮して，原則として背側に角度計をあてる．

4) 基本軸と移動軸の交点を角度計の中心に合わせる．また，関節の運動に応じて，角度計の中心を移動させてもよい．必要に応じて移動軸を平行移動させてもよい．

5) 多関節筋が関与する場合，原則としてその影響を除いた肢位で測定する．たとえば，股関節屈曲の測定では，膝関節を屈曲しハムストリングスをゆるめた肢位で行う．

6) 肢位は「測定肢位および注意点」の記載に従うが，記載のないものは肢位を限定しない．変形，拘縮などで所定の肢位がとれない場合は，測定肢位がわかるように明記すれば異なる肢位を用いてもよい〔5の2)の(2)参照〕．

7) 筋や腱の短縮を評価する目的で多関節筋を緊張させた肢位で関節可動域を測定する場合は，測定方法がわかるように明記すれば多関節筋を緊張させた肢位を用いてもよい〔5の2)の(3)参照〕．

5　測定値の表示

1) 関節可動域の測定値は，基本肢位を0°として表示する．たとえば，股関節の可動域が屈曲位20°から70°であるならば，この表現は以下の2通りとなる．

(1) 関節の関節可動域は屈曲20°から70°（または屈曲20°〜70°）

(2) 股関節の関節可動域は屈曲は70°，伸展は−20°

2) 関節可動域の測定に際し，症例によって異なる測定法を用いる場合や，その他関節可動域に影響を与える特記すべき事項がある場合は，測定値とともにその旨併記する．

(1) 自動運動を用いて測定する場合は，その測定値を（　　）で囲んで表示するか，「自動」または「active」などと明記する．

(2) 異なる肢位を用いて測定する場合は，「背臥位」「座位」などと具体的に肢位を明記する．
(3) 多関節筋を緊張させた肢位を用いて測定する場合は，その測定値を（　　）で囲んで表示するが，「膝伸展位」などと具体的に明記する．
(4) 疼痛などが測定値に影響を与える場合は，「痛み」「pain」などと明記する．

6　参考可動域

関節可動域は，年齢，性，肢位，個体による変動が大きいので，正常値は定めず参考可動域として記載した．関節可動域の異常を判定する場合は，健側上下肢の関節可動域，参考可動域，（附）関節可動域参考値一覧表，年齢，性，測定肢位，測定方法などを十分考慮して判定する必要がある．

II. 上肢測定

部位名	運動方向	参考可動域角度	基本軸	移動軸	測定肢位および注意点	参考図
肩甲帯 shoulder girdle	屈曲 flexion	20	両側の肩峰を結ぶ線	頭頂と肩峰を結ぶ線		
	伸展 extension	20				
	挙上 elevation	20	両側の肩峰を結ぶ線	肩峰と胸骨上縁を結ぶ線	前面から測定する．	
	引き下げ（下制） depression	10				
肩 shoulder （肩甲帯の動きを含む）	屈曲（前方挙上） forward flexion	180	肩峰を通る床への垂直線（立位または座位）	上腕骨	前腕は中間位とする．体幹が動かないように固定する．脊柱が前後屈しないように注意する．	
	伸展（後方挙上） backward extension	50				
	外転（側方挙上） abduction	180	肩峰を通る床への垂直線（立位または座位）	上腕骨	体幹の側屈が起こらないように90°以上になったら前腕を回外することを原則とする． ⇨［VI．その他の検査法］参照	
	内転 adduction	0				
	外旋 external rotation	60	肘を通る前額面への垂直線	尺骨	上腕を体幹に接して，肘関節を前方90°に屈曲した肢位で行う．前腕は中間位とする． ⇨［VI．その他の検査法］参照	
	内旋 internal rotation	80				
	水平屈曲 horizontal flexion (horizontal adduction)	135	肩峰を通る矢状面への垂直線	上腕骨	肩関節を90°外転位とする．	
	水平伸展 horizontal extension (horizontal abduction)	30				
肘 elbow	屈曲 flexion	145	上腕骨	橈骨	前腕は回外位とする．	
	伸展 extension	5				

部位名	運動方向	参考可動域角度	基本軸	移動軸	測定肢位および注意点	参考図
前腕 forearm	回内 pronation	90	上腕骨	手指を伸展した手掌面	肩の回旋が入らないように肘を90°に屈曲する．	
	回外 supination	90				
手 wrist	屈曲（掌屈） flexion (palmarflexion)	90	橈骨	第2中手骨	前腕は中間位とする．	
	伸展（背屈） extension (dorsiflexion)	70				
	橈屈 radial deviation	25	前腕の中央線	第3中手骨	前腕を回内位で行う．	
	尺屈 ulnar deviation	55				

III．手指測定

部位名	運動方向	参考可動域角度	基本軸	移動軸	測定肢位および注意点	参考図
母指 thumb	橈側外転 radial abduction	60	示指（橈骨の延長上）	母指	運動は手掌面とする．以下の手指の運動は，原則として手指の背側に角度計をあてる．	
	尺側内転 ulnar adduction	0				
	掌側外転 palmar abduction	90			運動は手掌面に直角な面とする．	
	掌側内転 palmar adduction	0				
	屈曲（MCP） flexion	60	第1中手骨	第1基節骨		
	伸展（MCP） extension	10				
	屈曲（IP） flexion	80	第1基節骨	第1末節骨		
	伸展（IP） extension	10				

部位名	運動方向	参考可動域角度	基本軸	移動軸	測定肢位および注意点	参考図
指 fingers	屈曲 (MCP) flexion	90	第2−5中手骨	第2−5基節骨	⇨[Ⅵ. その他の検査法]参照	
	伸展 (MCP) extension	45				
	屈曲 (PIP) flexion	100	第2−5基節骨	第2−5中節骨		
	伸展 (PIP) extension	0				
	屈曲 (DIP) flexion	80	第2−5中節骨	第2−5末節骨	DIPは10°の過伸展をとりうる.	
	伸展 (DIP) extension	0				
	外転 abduction		第3中手骨延長線	第2, 4, 5指軸	中指の運動は橈側外転, 尺側外転とする. ⇨[Ⅵ. その他の検査法]参照	
	内転 adduction					

Ⅳ. 下肢測定

部位名	運動方向	参考可動域角度	基本軸	移動軸	測定肢位および注意点	参考図
股 hip	屈曲 flexion	125	体幹と平行な線	大腿骨（大転子と大腿骨外顆の中心を結ぶ線）	骨盤と脊柱を十分に固定する. 屈曲は背臥位, 膝屈曲位で行う. 伸展は腹臥位, 膝伸展位で行う.	
	伸展 extension	15				
	外転 abduction	45	両側の上前腸骨棘を結ぶ線への垂直線	大腿中央線（上前腸骨棘より膝蓋骨中心を結ぶ線）	背臥位で骨盤を固定する. 下肢は外旋しないようにする. 内転の場合は, 反対側の下肢を屈曲挙上してその下を通して内転させる.	
	内転 adduction	20				
	外旋 external rotation	45	膝蓋骨より下ろした垂直線	下腿中央線（膝蓋骨中心より足関節内外果中央を結ぶ線）	背臥位で, 股関節と膝関節を90°屈曲位にして行う. 骨盤の代償を少なくする.	
	内旋 internal rotation	45				

部位名	運動方向	参考可動域角度	基本軸	移動軸	測定肢位および注意点	参考図
膝 knee	屈曲 flexion	130	大腿骨	腓骨（腓骨頭と外果を結ぶ線）	屈曲は股関節を屈曲位で行う．	
	伸展 extension	0				
足 ankle	屈曲（底屈）flexion (plantar flexion)	45	腓骨への垂直線	第5中足骨	膝関節を屈曲位で行う．	
	伸展（背屈）extension (dorsiflexion)	20				
足部 foot	外がえし eversion	20	下腿軸への垂直線	足底面	膝関節を屈曲位で行う．	
	内がえし inversion	30				
	外転 abduction	10	第1, 第2中足骨の間の中央線	同左	足底で足の外縁または内縁で行うこともある．	
	内転 adduction	20				
母指(趾) great toe	屈曲（MTP）flexion	35	第1中足骨	第1基節骨		
	伸展（MTP）extension	60				
	屈曲（IP）flexion	60	第1基節骨	第1末節骨		
	伸展（IP）extension	0				
足指 toes	屈曲（MTP）flexion	35	第2－5中足骨	第2－5基節骨		
	伸展（MTP）extension	40				
	屈曲（PIP）flexion	35	第2－5基節骨	第2－5中節骨		
	伸展（PIP）extension	0				
	屈曲（DIP）flexion	50	第2－5中節骨	第2－5末節骨		
	伸展（DIP）extension	0				

V. 体幹測定

部位名	運動方向		参考可動域角度	基本軸	移動軸	測定肢位および注意点	参考図
頸部 cervical spines	屈曲（前屈）flexion		60	肩峰を通る床への垂直線	外耳孔と頭頂を結ぶ線	頭部体幹の側面で行う．原則として腰かけ座位とする．	
	伸展（後屈）extension		50				
	回旋 rotation	左回旋	60	両側の肩峰を結ぶ線への垂直線	鼻梁と後頭結節を結ぶ線	腰かけ座位で行う．	
		右回旋	60				
	側屈 lateral bending	左側屈	50	第7頸椎棘突起と第1仙椎の棘突起を結ぶ線	頭頂と第7頸椎棘突起を結ぶ線	体幹の背面で行う．腰かけ座位とする．	
		右側屈	50				
胸腰部 thoracic and lumbar spines	屈曲（前屈）flexion		45	仙骨後面	第1胸椎棘突起と第5腰椎棘突起を結ぶ線	体幹側面より行う．立位，腰かけ座位または側臥位で行う．股関節の運動が入らないように行う．⇨ [Ⅵ．その他の検査法] 参照	
	伸展（後屈）extension		30				
	回旋 rotation	左回旋	40	両側の後上腸骨棘を結ぶ線	両側の肩峰を結ぶ線	座位で骨盤を固定して行う．	
		右回旋	40				
	側屈 lateral bending	左側屈	50	ヤコビー（Jacoby）線の中点にたてた垂直線	第1胸椎棘突起と第5腰椎棘突起を結ぶ線	体幹の背面で行う．腰かけ座位または立位で行う．	
		右側屈	50				

VI. その他の検査法

部位名	運動方向	参考可動域角度	基本軸	移動軸	測定肢位および注意点	参考図
肩 shoulder（肩甲骨の動きを含む）	外旋 external rotation	90	肘を通る前額面への垂直線	尺骨	前腕は中間位とする．肩関節は90°外転し，かつ肘関節は90°屈曲した肢位で行う．	
	内旋 internal rotation	70				
	内転 adduction	75	肩峰を通る床への垂直線	上腕骨	20°または45°肩関節屈曲位で行う．立位で行う．	
母指 thumb	対立 opposition				母指先端と小指基部（または先端）との距離（cm）で表示する．	
指 fingers	外転 abduction		第3中手骨延長線	2, 4, 5指軸	中指先端と2, 4, 5指先端との距離（cm）で表示する．	
	内転 adduction					
	屈曲 flexion				指尖と近位手掌皮線（proximal palmar crease）または遠位手掌皮線（distal palmar crease）との距離（cm）で表示する．	
胸腰部 thoracic and lumbar spines	屈曲 flexion				最大屈曲は，指先と床との間の距離（cm）で表示する．	

VII. 顎関節計測

顎関節 temporo-mandibular joint	開口位で上顎の正中線で上歯と下歯の先端との間の距離（cm）で表示する．左右偏位（lateral deviation）は上顎の正中線を軸として下歯列の動きの距離を左右とも cm で表示する．参考値は上下第1切歯列対向縁線間の距離 5.0 cm，左右偏位は 1.0 cm である．

（附）関節可動域参考値一覧表

関節可動域は，人種，性別，年齢等による個人差も大きい．また，検査肢位等により変化があるので，ここに参考値の一覧表を付した．

部位名及び運動方向	注1	注2	注3	注4	注5
肩					
屈　曲	130	150	170	180	173
伸　展	80	40	30	60	72
外　転	180	150	170	180	184
内　転	45	30		75	0
内　旋	90	40	60	80	
肩外転90°				70	81
外　旋	40	90	80	60	
肩外転90°				90	103
肘					
屈　曲	150	150	135	150	146
伸　展	0	0	0	0	4
前腕					
回　内	50	80	75	80	87
回　外	90	80	85	80	93
手					
伸　展	90	60	65	70	80
屈　曲		70	70	80	86
尺　屈	30	30	40	30	
橈　屈	15	20	20	20	
母指					
外　転（橈側）	50		55	70	
屈　曲					
CM				15	
MCP	50	60	50	50	
IP	90	80	75	80	
伸　展					
CM				20	
MCP	10		5	0	
IP	10		20	20	
指					
屈　曲					
MCP		90	90	90	
PIP		100	100	100	
DIP	90	70	70	90	
伸　展					
MCP	45			45	
PIP				0	
DIP				0	

部位名及び運動方向	注1	注2	注3	注4	注5
股					
屈　曲	120	100	110	120	132
伸　展	20	30	30	30	15
外　転	55	40	50	45	46
内　転	45	20	30	30	23
内　旋				45	38
外　旋				45	46
膝					
屈　曲	145	120	135	135	154
伸　展	10			10	0
足					
伸　展（背屈）	15	20	15	20	26
屈　曲（底屈）	50	40	50	50	57
母指（趾）					
屈　曲					
MTP		30	35	45	
IP		30		90	
伸　展					
MTP		50	70	70	
IP		0		0	
足指					
屈　曲					
MTP		30		40	
PIP		40		35	
DIP		50		60	
伸　展					
MTP					
PIP					
DIP					
頸部					
屈　曲		30		45	
伸　展		30		45	
側　屈		40		45	
回　旋		30		60	
胸腰部					
屈　曲		90		80	
伸　展		30		20-30	
側　屈		20		35	
回　旋		30		45	

注：1．A System of Joint Measurements, William A. Clark, Mayo Clinic, 1920.
　　2．The Committee on Medical Rating of Physical Impairment, Journal of American Medical Association, 1958.
　　3．The Committee of the California Medical Association and Industrial Accident Commission of the State of California, 1960.
　　4．The Committee on Joint Motion, American Academy of Orthopaedic Surgeons, 1965.
　　5．渡辺英夫・他：健康日本人における四肢関節可動域について．年齢による変化．日整会誌　53：275-291，1979．
　　なお，5の渡辺らによる日本人の可動域は，10歳以上80歳未満の平均値をとったものである．

付表2 新たな運動の定義（試案）

1 上肢基本面

基本面	定義
胸郭矢状面	胸郭を左右に分け，左右胸鎖関節（鎖骨頭）の中心を結ぶ直線に直交する面
胸郭面	胸郭を前後に分け，第1胸椎棘突起と第5腰椎棘突起を結ぶ直線と平行で胸郭矢状面に直交する面
胸郭水平面	胸郭矢状面および胸郭面に直交する面

胸郭矢状―胸郭軸：胸郭矢状面と胸郭面が交わる線
胸郭水平―胸郭軸：胸郭水平面と胸郭面が交わる線
胸郭矢状―胸郭水平軸：胸郭矢状面と胸郭水平軸が交わる線

2 下肢基本面

基本面	定義
骨盤矢状面	骨盤を左右に分け，仙骨後面に直交する面
骨盤面	骨盤を前後に分け，仙骨後面に平行な面
骨盤水平面	骨盤矢状面および骨盤面に直交する面

骨盤矢状―骨盤軸：骨盤矢状面と骨盤面が交わる線
骨盤水平―骨盤軸：骨盤水平面と骨盤面が交わる線
骨盤矢状―骨盤水平軸：骨盤矢状面と骨盤水平軸が交わる線

3 運動の定義

(a) 上肢関節：日本リハビリテーション医学会のROMテストにおける運動の定義に従う．ただし，運動中に基本面を判断できない場合は，上肢基本面を参考に肩関節運動を定義する．

肩関節	定義
屈曲	上腕骨長軸が胸郭矢状―胸郭軸に対して前方へ変化する運動
伸展	上腕骨長軸が胸郭矢状―胸郭軸に対して後方へ変化する運動
外転	上腕骨長軸が胸郭矢状―胸郭軸に対して外方へ変化する運動
内転	上腕骨長軸が胸郭矢状―胸郭軸に対して内方へ変化する運動
水平屈曲	上腕骨長軸が胸郭水平―胸郭軸に対して腹側へ変化する運動
水平伸展	上腕骨長軸が胸郭水平―胸郭軸に対して背側へ変化する運動
外旋	中枢側から観て上腕軸を中心に上腕が運動肢と同側へ変化する運動．たとえば，右上腕であれば中枢側から観て右回りに変化する運動
内旋	中枢側から観て上腕軸を中心に上腕が運動肢と反対側へ変化する運動．たとえば，右上腕であれば中枢側から観て左回りに変化する運動

(b) 上肢帯（肩甲帯）：肩甲骨と鎖骨で構成される．体幹との連結部．胸鎖関節，肩鎖関節，肩甲胸郭関節の複合的な運動として表現される．左・右肩甲帯と分けて表現される．運動の定義は，基本的には日本リハビリテーション医学会の ROM テストのものに従う．ただし，運動中に基本面を判断できない場合は，以下の基準を参考に運動を定義する．

肩甲帯	定　義
挙上	胸骨上縁—肩峰を結ぶ線が胸郭水平—胸郭軸に対して頭側へ変化する運動
下制	胸骨上縁—肩峰を結ぶ線が胸郭水平—胸郭軸に対して尾側へ変化する運動
屈曲	胸郭上縁—肩峰を結ぶ線が胸郭水平—胸郭軸に対して腹側へ変化する運動
伸展	胸郭上縁—肩峰を結ぶ線が胸郭水平—胸郭軸に対して背側へ変化する運動

(c) 骨盤帯：寛骨，仙骨，尾骨によって構成される．骨盤帯自体は関節ではないので，体幹または股関節の関節運動を伴う（ここでは仙腸関節運動は考えていない）．

骨盤帯	定　義
前傾	骨盤矢状—骨盤軸が胸郭矢状—胸郭軸に対して腹側へ変化する運動．相対的には体幹伸展運動と同義
後傾	骨盤矢状—骨盤軸が胸郭矢状—胸郭軸に対して背側へ変化する運動．相対的には体幹屈曲運動と同義
左回旋	頭側から観て骨盤水平—骨盤軸が胸郭水平—胸郭軸に対して左回りに変化する運動．相対的には体幹右回旋と同義
右回旋	頭側から観て骨盤水平—骨盤軸が胸郭水平—胸郭軸に対して右回りに変化する運動．相対的には体幹左回旋と同義
左傾	骨盤矢状—骨盤軸が胸郭矢状—胸郭軸を基準に左側に変化する運動．相対的には体幹右側屈と同義
右傾	骨盤矢状—骨盤軸が胸郭矢状—胸郭軸を基準に右側に変化する運動．相対的には体幹左側屈と同義

(d) 体幹：上肢帯と下肢帯より末梢部分を身体から除いた部分で，頭部，頸部，胸部，腰部，一部骨盤帯（仙骨）により構成される．基本的には日本リハビリテーション医学会の ROM テストにおける運動の定義に従う．ただし，運動中に基本面を判断できない場合は，以下の基準を参考に運動を定義する．

頸　部	定　義
屈曲	頭頂と耳孔を結ぶ線が胸郭矢状—胸郭軸に対して腹側へ変化する運動
伸展	頭頂と耳孔を結ぶ線が胸郭矢状—胸郭軸に対して背側へ変化する運動
左回旋	頭側から観て両耳孔を結ぶ線が左回りに変化する運動
右回旋	頭側から観て両耳孔を結ぶ線が右回りに変化する運動
左傾	両耳孔を結んだ線への垂線が胸郭矢状—胸郭軸を基準に左側に変化する運動
右傾	両耳孔を結んだ線への垂線が胸郭矢状—胸郭軸を基準に右側に変化する運動

胸腰部	定義
屈曲	胸郭矢状—胸郭軸が骨盤矢状—骨盤軸に対して腹側へ変化する運動
伸展	胸郭矢状—胸郭軸が骨盤矢状—骨盤軸に対して背側へ変化する運動
左回旋	頭側から観て胸郭水平—胸郭軸が骨盤水平—骨盤軸に対して左回りに変化する運動
右回旋	頭側から観て胸郭水平—胸郭軸が胸郭水平—骨盤軸に対して右回りに変化する運動
左傾	胸郭矢状—胸郭軸が骨盤矢状—骨盤軸を基準に左側に変化する運動
右傾	胸郭矢状—胸郭軸が骨盤矢状—骨盤軸を基準に右側に変化する運動

＊回旋に類似した用語として，捻れ，回転がある．
　　回旋→どちらか一方が固定されている場合に用いられることが多い
　　捻れ→両者が同時に運動している場合に用いられることが多く，「捻れを戻す」というような表現もある
　　回転→両者が一体化して動いている場合

(e) 下肢関節：日本リハビリテーション医学会の ROM テストにおける運動の定義に従う．ただし，基本面を判断できない場合は，下肢基本面を参考に股関節運動を定義する．

股関節	定義
屈曲	大腿骨長軸が骨盤矢状—骨盤軸に対して前方へ変化する運動
伸展	大腿骨長軸が骨盤矢状—骨盤軸に対して後方へ変化する運動
外転	大腿骨長軸が骨盤矢状—骨盤軸に対して外方へ変化する運動
内転	大腿骨長軸が骨盤矢状—骨盤軸に対して内方へ変化する運動
外旋	中枢側から観て大腿骨長軸を中心に大腿が運動肢と同側へ変化する運動．たとえば，右大腿であれば中枢側から観て右回りに変化する運動
内旋	中枢側から観て大腿骨長軸を中心に大腿が運動肢と反対側へ変化する運動．たとえば，右大腿であれば中枢側から観て左回りに変化する運動

付表3　Rancho Los Amigos National Rehabilitation Center Observational Gait Analysis (2001)

観察対象：　左□　右□　患者氏名：　　　　検者：

検査日 / /	Weight Acceptance (WA)		Single Limb Support (SLS)		Swing Limb Advancement (SLA)			
	着床初期 initial contact IC	荷重反応期 loading response LR	立脚中期 midstance MSt	立脚終期 terminal stance TSt	遊脚前期 preswing PSw	遊脚初期 initial swing ISw	遊脚中期 mid swing MSw	遊脚終期 terminal swing TSw
体幹　傾斜：前／後								
側方傾斜：左／右								
回旋：前／後								
骨盤　挙上								
傾斜：前／後								
前方への回旋不足								
後方への回旋不足								
過剰な前方への回旋								
過剰な後方への回旋								
同側の下制								
反体側の下制								
股関節　屈曲制限								
過剰な屈曲								
引き戻し（past retract）								
回旋：内／外								
内外転：内転／外転								
膝関節　屈曲制限								
過剰な屈曲								
動揺（wobbles）								
過伸展								
伸展トラスト								
内外反：内反／外反								
反対側の過剰な屈曲								
足関節　前足部接地								
足底接地								
フットスラップ								
過剰な底屈								
過剰な背屈								
内外反：内反／外反								
踵離地								
踵離地の消失								
引き擦り								
反対側の伸び上がり								
足趾　伸展（up）								
不適切な伸展								
鷲爪足（凹足）／槌趾								

頻回にみられる　□
ときどきみられる　▨
まれ・想定していない　■

その他

歩行補助具	(　　)	過剰な上肢への荷重	(　　)
装具	(　　)		(　　)
	(　　)		(　　)

付表4 Knowledge Base for Diagnostic Gait Assessment

Winter DA. Medical Progress Through Technology 1993

観察された異常	可能性のある理由	生体力学および神経筋活動の証拠
踵接地時のフット・スラップ	足関節背屈筋活動の低下	足関節背屈筋のEMG低下および背屈モーメントの低下
前足部または足底での着床	(a) 遊脚終期における足関節底屈筋の過剰な活動 (b) 足関節の構造的可動域の制限 (c) 歩幅の減少	(a) 遊脚終期における足関節底屈筋のEMG増加 (b) 足関節背屈可動域の減少 (c) 以下の記述参照
歩幅の減少	(a) 遊脚期前のpush-offの弱化 (b) 足尖離地および遊脚前期における股関節屈筋活動の弱化 (c) push-off時の膝関節伸筋の過剰な活動 (d) 遊脚終期の下肢の過剰な減速	(a) 足関節底屈モーメントとパワーの減少もしくはpush-off時のEMGの減少 (b) 足尖離地および遊脚前期における股関節屈曲モーメントとパワーの減少およびEMGの低下 (c) 立脚終期における大腿四頭筋のEMG増加および膝関節伸展モーメントとパワー吸収の増加 (d) 遊脚終期のハムストリングスのEMG低下および膝関節屈曲モーメントとパワー吸収の増加
硬直した下肢（stiff-legged）への荷重	(a) 立脚初期における股関節，膝関節および足関節伸筋群の活動増加	(a) 立脚初期における股関節，膝関節伸展および足関節底屈モーメントおよびEMGの増加
立脚相における膝屈曲（しかしrigid knee）	(a) 荷重時に足関節および股関節伸筋は活動亢進，膝関節伸筋群は活動低下 (b) 過剰な足関節背屈	(a) 立脚初期から中期にかけての股関節伸展モーメントおよび足関節底屈モーメント (b) 足関節背屈筋群の過剰な活動または足関節装具の過度な背屈
弱化したpush-offに顕著なpull-offが伴っている	(a) push-off時に弱い足関節底屈筋活動．push-offから遊脚初期にかけての正常な股関節屈筋活動または活動亢進	(a) push-off時の足関節底屈モーメントおよびパワーの減少 push-offから遊脚初期にかけての正常もしくは亢進した股関節屈筋のEMGおよびモーメントとパワー
遊脚相の骨盤挙上（分回しを伴う場合と伴わない場合）	(a) 遊脚相における股関節，膝関節および足関節の屈筋群の活動低下 (b) 遊脚相における過剰な伸展共同運動	(a) 遊脚相における前脛骨筋EMGの低下または股関節，膝関節屈筋群のEMG低下 (b) 遊脚相における膝関節および股関節伸筋のEMG亢進またはモーメントの増加
トレンデレンブルグ歩行	(a) 股関節外転筋群の弱化 (b) 股関節内転筋群の過剰な活動	(a) 股関節外転筋である中殿筋，小殿筋，大腿筋膜張筋のEMG低下 (b) 股関節内転筋である，大内転筋，長内転筋，短内転筋，薄筋のEMG低下

付表5　Gait Abnormality Rating Scale（GARS）*

Wilfson, et al. 1990.

*高齢者およびパーキンソン病患者の歩容を参考にして作成

A. 全　般　　　　　　　　　　　　　　　　　　　　　10m歩行路にて，通常歩行による観察を基本とする

1. 変動性：ステップと上肢運動の不調和とリズムの不整性
- 0＝スムーズにそして同じペースで四肢の運動が行われている
- 1＝ときおり速度が変化する（歩行周期の約25％以下の変化）
- 2＝リズムの不整（歩行周期の約25～75％の変化）
- 3＝四肢の無規則な運動

2. 慎重さ：寡動，動作緩慢，推進力の減少，ステップおよび腕振りの欠如
- 0＝良好な前方へのモーメントと推進への無意識
- 1＝HATの重心位置がpush-offの前方へわずかに出るのみであるが，上下肢の協調性はまだよい状態である
- 2＝HATの重心位置が足尖部上方に位置し，下肢の往復運動におけるスムーズさに中等度障害がみられる
- 3＝HATの重心位置が踵骨部上方に位置し，ステップに際して多くの試行を必要とする

3. Weaving（蛇行）：前進における不規則なそして動揺したライン
- 0＝前方を見ながら直進できる
- 1＝直進的なラインからの1回の偏向（逸脱）
- 2＝直進的なラインからの2回または3回の偏向（逸脱）
- 3＝直進的なラインからの4回以上の偏向（逸脱）

4. Waddling（動揺歩行，よちよち歩き）：体幹の側屈によって特徴づけられたワイドベース歩行
- 0＝狭い支持基底面で，両足のほぼ直上に身体が保持されている
- 1＝両足の内側面がわずかに離れ，感知可能な頭部・体幹の側方への運動がみられる
- 2＝3～4インチ（約7.5～10cm）歩隔があり，明らかな体幹側屈がみられ，頭部が支持脚足部の上方に位置する
- 3＝過度な振り子様の頭部・体幹の揺れ（支持脚足部の外方まで変位）と，さらに広い支持基底面

5. Staggering（よろめき歩行）：急で予測不可能な側方へのバランスの不安定性　　　　　　　　スコア
- 0＝側方へのバランスを失うことがない
- 1＝側方への1回の傾き
- 2＝側方への2回の傾き
- 3＝側方への3回以上の傾き

B. 下　肢

1. 歩行周期に占める遊脚相の割合：遊脚相による歩行周期の構成の割合における変化
- 0＝立脚相と遊脚相の割合が約3：2である
- 1＝立脚相と遊脚相の割合が約1：1の比率になるか，立脚相の割合がわずかに減少する
- 2＝立脚相の顕著な増加がみられるが，なかには明らかに遊脚時間の保持されているものもある
- 3＝かろうじて遊脚相が確認できる程度

2. 足底接地：足尖部の前に踵部が接地する度合い
    0 = 明らかに角度を有して踵接地する
    1 = 足尖部が接地する前にかろうじて踵接地する
    2 = 足底全面で接地する
    3 = 踵接地する前に足尖部が接地する

3. 股関節運動範囲：1歩行周期における股関節運動範囲の減少の度合い
    0 = 両脚支持期に明らかに大腿部が後方へ角度を有している（10°）
    1 = 垂直線より後方に大腿部がかろうじて角度を有している程度
    2 = 垂直線上に大腿部がある場合
    3 = 最大伸展位において垂直線より前方に大腿部が位置している場合

4. 膝関節運動範囲：1歩行周期における膝関節運動範囲の減少の度合い
    0 = 踵接地時と立脚後期に完全伸展し，遊脚相には約 90°（正確には 70°）屈曲する
    1 = 踵接地時と立脚後期にわずかに屈曲し，遊脚相の最大屈曲は 90°よりも 45°に近い
    2 = 踵接地時よりも立脚後期での屈曲が大きく，足クリアランスがわずかである
    3 = 立脚相に常に屈曲しており，さらに遊脚相の屈曲は 45°以下で引きずりがある

    スコア

C. 体幹，頭部および上肢

1. 肘関節伸展：肘関節運動域の減少
    0 = 前腕の大きな振りがあり（約 20°），前方への振りの最終に最大屈曲がある
    1 = 上肢の後方への振りの最終で 25％の伸展の減少がある
    2 = ほとんど角度に変化がない
    3 = 明らかに角度の変化がなく屈曲位で固定されている

2. 肩関節伸展：肩関節運動範囲の減少の程度
    0 = 上腕が明らかに垂直線より前方（15°）および後方（20°）へ振れている
    1 = 上腕がわずかに垂直線より前方へ振れる
    2 = 上腕が垂直線まで振られるか，屈曲運動時に垂直線より後方に位置する
    3 = 上腕が垂直線より後方に置かれている

3. 肩関節外転：病的な肩関節外転の程度
    0 = 上肢はおおよそ体幹に対して平行に保持されている
    1 = 上肢が 5〜10°外転している
    2 = 上肢が 10〜20°外転している
    3 = 上肢は 20°以上外転している

4. 上肢-踵接地の同時性：対角の上下肢運動の位相のずれの程度
    0 = 上肢と反対側の下肢の同時性がよい
    1 = 上肢と反対側の下肢の位相が 1 歩行周期の 25％ずれている
    2 = 上肢と反対側の下肢の位相が 1 歩行周期の 25〜50％ずれている
    3 = 上肢と反対側の下肢の関係において時間的結合がみられないかわずかである

5. 前方への頭部の保持：体幹に対する頭部の病的な前方への相対的位置関係の程度
    0 = 耳朶が肩峰の直上に位置する
    1 = 耳朶からの垂直投影線が肩峰の 1 インチ（約 2.5 cm）前方を通る
    2 = 耳朶からの垂直投影線が肩峰の 2 インチ（約 5.0 cm）前方を通る
    3 = 耳朶からの垂直投影線が肩峰の 3 インチ（約 7.5 cm）以上前方を通る

6. 肩の挙上位での保持：通常よりも肩甲骨がどの程度高く保持されているか
    0 ＝ 明らかに下顎の下方に肩峰が位置する
    1 ＝ わずかに下顎の下方に肩峰が位置する
    2 ＝ 下顎と同じ高さに肩峰が位置する
    3 ＝ 下顎の高さより上方に肩峰が位置する

7. 上部体幹の前屈：脊柱後彎の程度を測定
    0 ＝ 胸椎が緩やかに後彎し，頸椎はまっすぐになっているか，すべてがまっすぐになっている
    1 ＝ 頸椎の彎曲がはっきりと現れ，胸椎の後彎が強くなっている
    2 ＝ 胸郭の中央部で前彎が現れている
    3 ＝ 胸郭の中央部での前彎がとても強くなっている

スコア

4-point scale
    0 = normal
    1 = mildly impaired
    2 = moderately impaired
    3 = severely impaired

合計

付表6　Wisconsin Gait Scale（WGS）*

Rodriquez AA, et al. Arch Phys Med Rehabil 1996

*脳卒中片麻痺患者を対象に開発された

麻痺側立脚相

1. 上肢用歩行補助具の使用
   1＝歩行補助具なし
   2＝最小限の補助具の使用（狭い支持基底面で，補助具は任意に最小限の荷重のために用いる）
   3＝最小限の補助具の使用
   　　ワイドベース
   4＝目立った補助具の使用
   5＝目立った補助具の使用
   　　ワイドベース

2. 麻痺側における立脚時間
   1＝非麻痺側と等しい
   2＝非麻痺側より短い
   3＝非麻痺側より相当に短い

3. 非麻痺側の歩幅
   1＝麻痺側の足尖を越える
   2＝麻痺側の足尖を越えない
   3＝麻痺側の後方に位置する

4. 麻痺側への重心移動
   1＝正常な重心移動
   2＝重心移動の減少
   3＝重心移動の相当な制限

5. 歩隔（麻痺側の足尖離地における位置と前足との間隔を測定）
   1＝正常
   2＝少し幅広い
   3＝幅広い

   スコア

麻痺側の足尖離地（toe-off）

6. 慎重さ
   1＝なし
   2＝わずかにみられる
   3＝顕著なためらい

7. 麻痺側の股関節伸展
   1＝非麻痺側と等しい
   2＝わずかに屈曲している
   3＝顕著な屈曲

   スコア

麻痺側遊脚相

8. 遊脚初期の外旋
1 = 非麻痺側と同様
2 = 外旋の増加
3 = 顕著な外旋の増加

9. 遊脚中期での分回し（麻痺側踵部を観察）
1 = なし
2 = 中等度
3 = 著明

10. 遊脚中期での骨盤挙上
1 = なし
2 = 挙上あり
3 = アーチ上に骨盤挙上

11. 足尖離地から遊脚中期まで膝関節屈曲
1 = 正常
2 = ときどき
3 = 最小限の屈曲
4 = 屈曲なし

12. 足クリアランス（toe-clearance）
1 = 正常
2 = わずかな引きずり
3 = 顕著な引きずり

13. 遊脚終期の骨盤回旋
1 = 前方へ
2 = 中間
3 = 後方へ

スコア

麻痺側の踵接地（heel-strike）

14. 足部接地
1 = 踵接地での着床
2 = 足底での着床
3 = 踵接地なし

スコア

＊項目1は3/5を乗じて，項目11は3/4を乗じて合算

合計

付表7 The Rivermead Visual Gait Assessment (RVGA) form*

Lord SE, et al. Clin Rehabil 1998

*神経疾患を対象として作成された

患者氏名：＿＿＿＿＿＿＿＿＿＿＿＿＿＿＿＿

スコア：0＝正常　　変位程度：1＝軽度　2＝中等度　3＝重度（○で囲む）

上肢ポジション

1. 肩甲帯　下制／後方牽引／挙上		0　1　2　3
2. 肘関節屈曲 ≤ 45°（＝0），45°＜屈曲 ≤ 90°（＝1），屈曲＞90°（＝2）		0　1　2

立脚相

体幹に関する変位：0＝中間位

3. 体幹屈曲／伸展	増加	3　2　1　0　1　2　3　　←――――――――→　　後方　　　　　　　　前方
4. 体幹側屈	方向	3　2　1　0　1　2　3　　←――――――――→　　左　　　　　　　　　右
5. 体幹および骨盤：側方変位	変位量	3　2　1　0　1　2　3　　←――――――――→　　過剰　　　　　　　　減少
6. 対側の骨盤下制		0　1　2　3
7. 股関節伸展減少		0　1　2　3
8. 股関節伸展減少	後方への骨盤回旋	0　1　2　3
9A. 膝関節の過剰な屈曲	立脚初期（initial contact）	0　1　2　3
10A. 膝関節の過剰な屈曲　or	1歩行周期をとおして	0　1　2　3
9B. 膝関節の過剰な伸展	立脚初期（initial contact）	0　1　2　3
10B. 膝関節の過剰な伸展	1歩行周期をとおして	0　1　2　3
11A. 足関節の過度な底屈　or		0　1　2　3
11B. 足関節の過度な背屈		0　1　2　3
12. 過度な内がえし		0　1　2　3
13. 足尖離地の際の足関節底屈の減少		0　1　2　3

遊脚相

14. 体幹屈曲	方向	3　2　1　0　1　2　3　　←――――――――→　　後方　　　　　　　　前方
15. 体幹側屈	方向	3　2　1　0　1　2　3　　←――――――――→　　左　　　　　　　　　右
16. 骨盤挙上		0　1　2　3
17. 後方への骨盤回旋	後期には前方へ5°回旋が正常	0　1　2　3
18. 股関節屈曲の減少		0　1　2　3
19. 膝関節屈曲の減少		0　1　2　3
20. 過剰な足関節底屈		0　1　2　3
ほかに気づいた変位 ＿＿＿＿＿＿＿＿		0　1　2　3
＿＿＿＿＿＿＿＿		0　1　2　3

麻痺側　＿＿＿＿＿＿＿＿＿＿＿＿

歩行補助具　＿＿＿＿＿＿＿＿＿＿＿＿

AFO　＿＿＿＿＿＿＿＿＿＿＿＿

合計　＿＿＿＿／59　　日付：　　／　　／

Rivermead Visual Gait Assessment：Guidelines

1, 14 肩甲骨の内側縁は棘突起から約 25 mm のところにあり，T1 から T8 の高さにある．
2, 15 肘関節は立脚相において約 8° 屈曲している．
3 体幹は，立脚相および遊脚相の両者において直立に回旋している．
4, 5 体幹および骨盤は立脚相に約 25 mm 支持側へ変位する．
6 立脚中期で骨盤は反対側に数°下制する程度であり，これは支持側の中殿筋の収縮による．
7 立脚中期から立脚後期にかけて股関節屈曲 30° から 0° となる（垂直線からみると 20° の伸展）．
8 骨盤は，立脚初期に前方へ 5°，立脚後期に後方へ 5° 回旋する．
9, 10 膝関節は，踵接地，立脚中期，立脚後期で屈曲 0° であり，荷重反応期では屈曲 15° となる．
11 足関節は，立脚中期前には底屈 0° から 10° へ運動し，下腿が足部を越えると背屈 10° へ変化する．
12 足関節は，立脚初期のわずかな内がえし位から，heel-off での外がえし位へと変化する．
13 足関節は足尖離地において 10° 底屈位となる．
16 遊脚相において骨盤はわずかに下制する．
17 遊脚後期において骨盤は前方へ 5° 回旋する．
18 股関節は，遊脚初期の 0° から最高 60° から 70° まで屈曲し，遊脚後期には 25° になる．
19 膝関節は遊脚前期 40° から遊脚中期 60° まで屈曲する．
20 足関節は，底屈位から遊脚中期に中間位となり，荷重反応期まで維持される（足クリアランスは約 14 mm）．

演習シート

演習 1-1　動作と姿勢変化　97
演習 1-2　線画の練習　99
演習 2-1　連続動作の単位動作への分解　101
演習 3-1　肘関節伸展屈曲運動の運動分析（端座位，肩関節150°屈曲位）　103
演習 3-2　膝関節伸展屈曲運動の運動分析（端座位）　105
演習 3-3　肩関節屈曲伸展運動の運動分析（背臥位）　107
演習 3-4　下肢屈曲伸展運動の運動分析（背臥位）　109
演習 3-5　前方へのリーチ動作の運動分析（端座位）　111
演習 3-6　スクワット動作の運動分析（体幹直立位保持）　113
演習 3-7　スクワット動作の運動分析（体幹前傾位）　115
演習 3-8　椅子からの立ち上がり動作の分析（端座位⇒立位：ゆっくり）　117
演習 3-9　立位から椅子への着座動作の分析（立位⇒端座位：ゆっくり）　119
演習 4-2　姿勢における支持基底面の観察　121
演習 4-3　姿勢保持に関する筋活動の推定（端座位，両足底接地）　123
演習 4-4　姿勢保持に関する筋活動の推定（四つ這い位）　125
演習 4-5　姿勢保持に関する筋活動の推定（膝立ち位）　127
演習 4-6　姿勢保持に関する筋活動の推定（立位）　129
演習 4-7　立位でのリーチ動作における重心位置の推定と支持基底面との関係　131
演習 5-1　背臥位からの立ち上がり動作のパターン分析（表5-1参照）　133
演習 5-2　背臥位から腹臥位への寝返り動作の分析　135
演習 5-3　背臥位から長座位への起き上がり動作の分析　137
演習 5-4　長座位から膝立ち位への立ち上がり動作の分析　139
演習 5-5　膝立ち位から立位への立ち上がり動作の分析　141
演習 6-1　歩行観察（矢状面）　143
演習 6-2　歩行観察（前額面，水平面）　145

　演習 4-1，6-3，6-4 の演習シートはありません

演習 1-1　動作と姿勢変化

氏　名　_____　　　提出日　___/___

課題動作	開始姿勢	終了姿勢
1. 寝返り動作（ベッドに仰向けに寝た状態からうつ伏せになる）		
2. うつ伏せに寝た状態から両肘をついて頭を上げる動作		
3. 仰向けに寝た状態からの起き上がり動作		
4. 椅子からの立ち上がり動作		
5. 立った状態での前方へのステップ動作		
6. 立った状態から階段へ一歩足をかける動作		

演習 1-2　線画の練習

氏　名　　　　　　　　　　　提出日　／

背臥位		膝立ち位	片膝立ち位（右前方）	端座位	立 位

長座位				

演習 2-1　連続動作の単位動作への分解

氏　名　　　　　　　　　　　

提出日　　／

1）食事動作（茶碗からご飯を食べる）

2）更衣動作（Yシャツを着る）

3）トイレ動作（洋式トイレで大便をする）

演習 3-1 肘関節伸展屈曲運動の運動分析（端座位，肩関節 150°屈曲位）

氏 名 _____　提出日 ___/___

【線 画】

【相】

【関節運動】

肘関節（θ）　屈曲 ←→ 伸展

【筋活動】

上腕二頭筋短頭
上腕筋
腕橈骨筋
上腕三頭筋外側頭

演習 3-2　膝関節伸展屈曲運動の運動分析（端座位）

氏 名　　　　　　　　　　　　提出日　　　／

【線　画】

【相】

【関節運動】

膝関節（θ）　　屈曲 ⟷ 伸展

【筋活動】

内側広筋

外側広筋

ハムストリングス

演習 3-3　肩関節屈曲伸展運動の運動分析（背臥位）

氏 名　　　　　　　　　　　　　提出日　　／

【線　画】

【相】

【関節運動】
肩関節（θ）　　　屈曲 ←→ 伸展

【筋活動】
三角筋前部線維
三角筋後部線維

演習 3-4　下肢屈曲伸展運動の運動分析（背臥位）

氏　名　　　　　　　　　　　　　提出日　　／

【線　画】

【相】

【関節運動】

股関節（θ_1）

膝関節（θ_2）

屈曲 ←→ 伸展

【筋活動】

腸腰筋
大殿筋
内側広筋
大腿二頭筋短頭

演習 3-5　前方へのリーチ動作の運動分析（端座位）

氏 名　　　　　　　　　　　提出日　　/

【線　画】

【相】

【関節運動】　　　　　　　屈曲 ←→ 伸展

肩関節（θ_1）

肘関節（θ_2）

【筋活動】

三角筋前部線維
三角筋後部線維
上腕筋
上腕三頭筋外側頭

演習 3-6 スクワット動作の運動分析（体幹直立位保持）

氏 名 _____

提出日 ／

【線 画】

【相】

【関節運動】

股関節（θ_1）

膝関節（θ_2）

足関節（θ_3）

屈曲（底屈） ↔ 伸展（背屈）

【筋活動】

腸腰筋
大殿筋
内側広筋
大腿二頭筋短頭
前脛骨筋
ヒラメ筋

演習シート 113

演習 3-7　スクワット動作の運動分析（体幹前傾位）

氏 名 ＿＿＿＿＿＿＿＿＿＿

提出日　　／

【線　画】

【相】

【関節運動】

股関節（θ_1）　屈曲（底屈）⇔伸展（背屈）

膝関節（θ_2）

足関節（θ_3）

【筋活動】

腸腰筋
大殿筋
内側広筋
大腿二頭筋短頭
前脛骨筋
ヒラメ筋

演習 3-8　椅子からの立ち上がり動作の分析（端座位⇒立位：ゆっくり）

氏 名　　　　　　　　　　　　提出日　　／

【線　画】

【相】

【関節運動】

股関節（θ_1）

膝関節（θ_2）

足関節（θ_3）

屈曲　⇔　伸展

【筋活動】

腸腰筋

大殿筋

内側広筋

大腿二頭筋短頭

前脛骨筋

ヒラメ筋

演習3-9 立位から椅子への着座動作の分析（立位⇒端座位：ゆっくり）

氏 名　　　　　　　　　　　提出日　　／

【線　画】

【相】

【関節運動】

股関節（θ_1）

膝関節（θ_2）

足関節（θ_3）

屈曲 ←→ 伸展

【筋活動】

腸腰筋
大殿筋
内側広筋
大腿二頭筋短頭
前脛骨筋
ヒラメ筋

演習 4-2　姿勢における支持基底面の観察

氏　名　_____　　提出日　____/____

1) 背臥位	2) 両肘立ち位	3) 四つ這い位	4) 膝立ち位
5) 右前方の片膝立ち位	6) 閉脚立位	7) 右片脚立位	8) 端座位（椅座位）

演習 4-3　姿勢保持に関する筋活動の推定（端座位，両足底接地）

氏 名 ＿＿＿＿＿＿＿＿＿＿
提出日　　／

1)	2)	3)	4)
筋活動	筋活動	筋活動	筋活動

演習 4-4　姿勢保持に関する筋活動の推定（四つ這い位）

氏 名 ＿＿＿＿＿＿＿＿＿＿

提出日　　／

1)	2)	3)	4)
筋活動	筋活動	筋活動	筋活動

演習 4-5　姿勢保持に関する筋活動の推定（膝立ち位）

氏 名 ＿＿＿＿＿＿＿＿＿

提出日　　／

1)	2)	3)	4)
筋活動	筋活動	筋活動	筋活動

演習 4-6　姿勢保持に関する筋活動の推定（立位）

氏　名　　　　　　　　　　　

提出日　　／

1)	2)	3)	4)
筋活動	筋活動	筋活動	筋活動

演習 4-7　立位でのリーチ動作における重心位置の推定と支持基底面との関係

氏　名　　　　　　　　　　　　提出日　　　／

開始肢位	中間 1	中間 2	終了肢位

演習 5-1 背臥位からの立ち上がり動作のパターン分析（表 5-1 参照）

氏 名 ＿＿＿＿＿＿＿＿＿＿　　提出日　／

回数	上　肢	体　幹	下　肢
1			
2			
3			
4			
5			

演習 5-2　背臥位から腹臥位への寝返り動作の分析

氏 名 ＿＿＿＿＿＿＿＿　提出日 ＿＿／＿＿

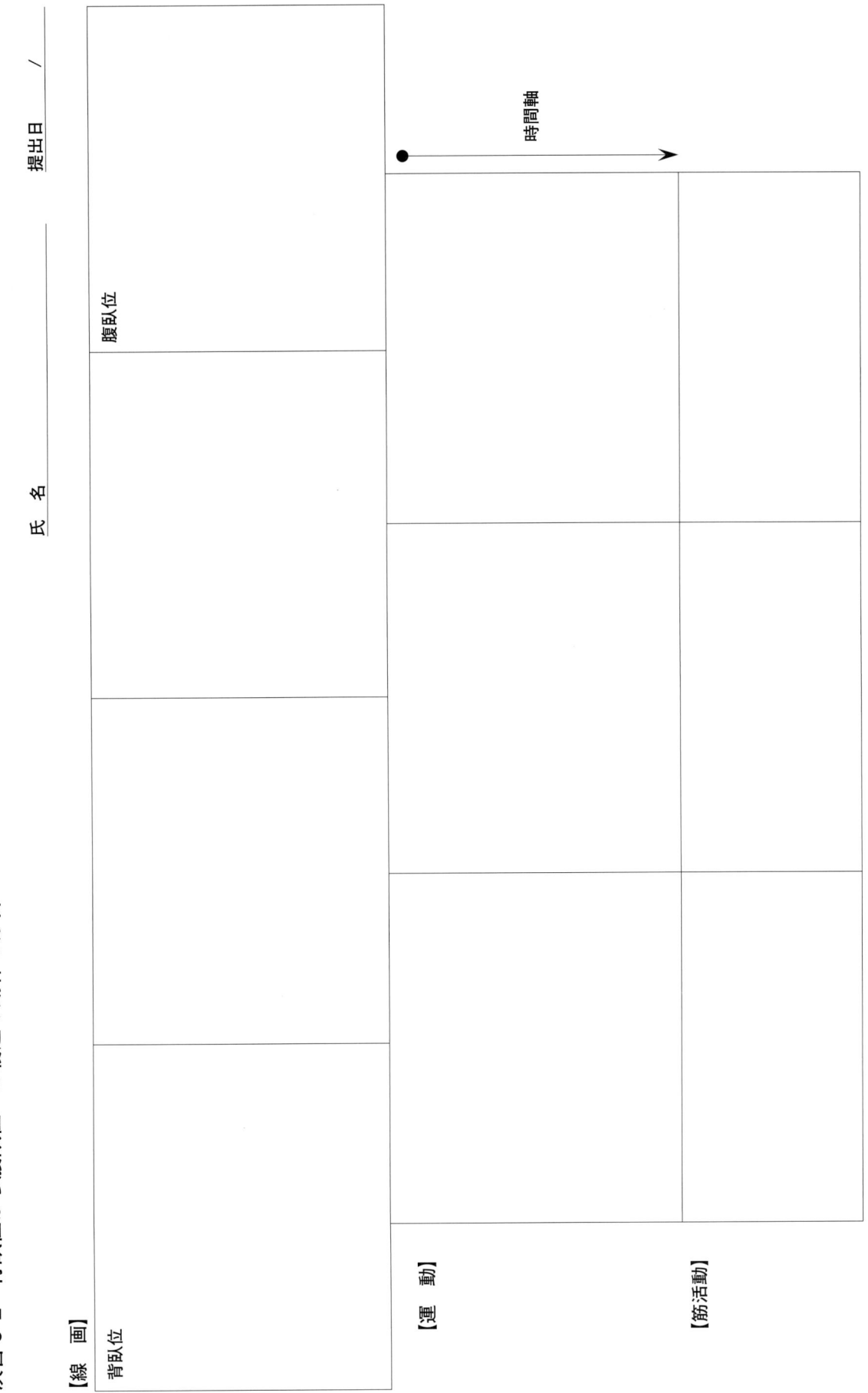

【線　画】

| 背臥位 | | | 腹臥位 |

【運　動】

時間軸 →

【筋活動】

演習 5-3　背臥位から長座位への起き上がり動作の分析

氏　名 ＿＿＿＿＿＿＿＿＿　提出日　　／

【線　画】

背臥位			長座位

時間軸 →

【運　動】

【筋活動】

演習 5-4　長座位から膝立ち位への立ち上がり動作の分析

氏 名 _____　　提出日　　／

【線　画】

長座位		膝立ち位

【運　動】

時間軸 →

【筋活動】

演習 5-5　膝立ち位から立位への立ち上がり動作の分析

氏 名 _____　　提出日 ____/____

【線　画】

膝立ち位		立位

【運　動】

時間軸 →

【筋活動】

演習 6-1　歩行観察（矢状面）

氏 名 _____　　提出日 ___ / ___

【線　画】

【歩行周期】右
　　　　　　左

踵接地	足尖離地	（立脚相）	（遊脚相）	踵接地	足尖離地	（立脚相）
（立脚相）	（遊脚相）					

【関節運動】

股関節屈曲伸展			屈曲 ←→ 伸展
膝関節屈曲伸展			屈曲 ←→ 伸展
足関節底背屈			背屈 ←→ 底屈

263-01159

演習 6-2 歩行観察（前額面，水平面）

氏 名 ＿＿＿＿＿＿＿＿＿＿＿＿　　提出日 ＿＿／＿＿

関節運動	左 ←→ 右	前 ←→ 後	左 ←→ 右	内旋 ←→ 外旋	内転 ←→ 外転
骨盤回旋					
骨盤前後傾					
骨盤左右傾斜					
股関節内外旋					
股関節内外転					

【著者略歴】

藤澤　宏幸
- 1967 年　北海道登別に生まれる
- 1988 年　北海道大学医療技術短期大学部理学療法学科卒業
　　　　　厚生団登別厚生年金病院
- 1990 年　北海道大学医学部附属登別分院
- 1999 年　室蘭工業大学大学院工学研究科生産情報システム工学専攻修了
　　　　　東北文化学園大学医療福祉学部助教授
- 2006 年　東北文化学園大学医療福祉学部教授
　　　　　東北文化学園大学大学院教授

長崎　浩
- 1937 年　東京に生まれる
- 1960 年　東京大学理学部卒業
- 1973 年　東京都神経科学総合研究所リハビリテーション研究室（非常勤）
- 1980 年　東北大学医学部附属リハビリテーション医学研究施設
- 1986 年　（財）東京都老人総合研究所運動機能部門
- 1999 年　東北文化学園大学医療福祉学部教授
- 2005 年　東北文化学園大学大学院教授
- 2010 年　東北文化学園大学名誉教授

観察による
運動・動作分析演習ノート
動作・解答例 CD-ROM 付　　　ISBN978-4-263-21325-4

2009 年 2 月 10 日　第 1 版第 1 刷発行
2018 年 1 月 10 日　第 1 版第 7 刷発行

著　者　藤　澤　宏　幸
　　　　長　崎　　　浩
発行者　白　石　泰　夫

発行所　医歯薬出版株式会社
〒 113-8612　東京都文京区本駒込 1-7-10
TEL.（03）5395-7628（編集）・7616（販売）
FAX.（03）5395-7609（編集）・8563（販売）
https://www.ishiyaku.co.jp/
郵便振替番号　00190-5-13816

乱丁，落丁の際はお取り替えいたします　　　　印刷・教文堂／製本・明光社
Ⓒ Ishiyaku Publishers, Inc., 2009. Printed in Japan

本書の複製権・翻訳権・翻案権・上映権・譲渡権・貸与権・公衆送信権（送信可能化権を含む）・口述権は，医歯薬出版㈱が保有します．

本書を無断で複製する行為（コピー，スキャン，デジタルデータ化など）は，「私的使用のための複製」などの著作権法上の限られた例外を除き禁じられています．また私的使用に該当する場合であっても，請負業者等の第三者に依頼し上記の行為を行うことは違法となります．

JCOPY <㈳出版者著作権管理機構　委託出版物>
本書をコピーやスキャン等により複製される場合は，そのつど事前に㈳出版者著作権管理機構（電話 03-3513-6969, FAX 03-3513-6979, e-mail：info@jcopy.or.jp）の許諾を得てください．

『観察による運動・動作分析演習ノート　動作・解答例 CD-ROM 付』

■本 CD-ROM の使い方
本 CD-ROM には，本文の演習に対応した動画・静止画と演習の解答例が収録されています
CD-ROM をドライブに挿入すると自動的にブラウザが起動します（自動的に起動しない場合は CD-ROM 内の index.htm を開いてください）．目次を見て読みたい項目をクリックするとその内容が表示されます
※警告ダイアログが出た場合は「開く」あるいは「はい」をクリックしてください
※「セキュリティ保護のため，コンピュータにアクセスできるアクティブコンテンツは表示されないよう Internet Exploler で制限されています．オプションを表示するには，ここをクリックしてください…」と表示される場合は，情報バーをクリックして［ブロックされているコンテンツを許可］を選択し，［セキュリティの警告］ダイアログで「はい」をクリックしてください．

■本 CD-ROM のご使用にあたって
＜動作環境＞
・OS：日本語版 Windows XP，Windows Vista，Windows 7，Windows 8，Mac OS X 10.5 以降
・ブラウザ：Internet Exploler 6.0 以降，Safari 5 以降
・アプリケーション：Adobe Reader がインストールされていること
・ディスプレイ：1024 × 768 以上
・CD-ROM ドライブ

＜ご注意＞
・本 CD-ROM は，ご購入者の責任において 1 台のコンピュータでご利用ください
・本 CD-ROM に音声は入っていません
・本 CD-ROM に収録されているプログラム・データ・イラストなどを複写することはできません
・本 CD-ROM をご使用になった結果について，医歯薬出版株式会社および本 CD-ROM 関係者は一切の責任を負いません
・本 CD-ROM に収録されている動画は研究用に撮影された画像を元にしているため画質の悪い箇所があります．ご了承ください
・本 CD-ROM を無断で複製・公衆送信（送信可能化にすることを含む）・改変することは法律により禁止されています
・本 CD-ROM は，図書館およびそれに準ずる施設において館外へ貸し出しすることを禁止します
・Microsoft Windows は Microsoft Corporation の米国およびその他の国における登録商標です
・Adobe PDF，Adobe Reader は，Adobe Systems Incorporated（アドビシステムズ社）の米国およびその他の国における登録商標または商標です

＜お問い合わせ先＞
・弊社ホームページ http://www.ishiyaku.co.jp/ebooks/ よりお問い合わせください．ホームページにアクセスできない方につきましては，FAX（03-5395-7606）にてお受けいたします